轻松好孕

40周

A 40-WEEK HAPPY PREGNANCY

———————

陈倩 陈伟 王芳　著

湖南文艺出版社
HUNAN LITERATURE AND ART PUBLISHING HOUSE

博集天卷
CS-BOOKY

A 40-WEEK

HAPPY 轻松好孕40周

PREGNANCY

Contents ｜ 目录

Part
One

孕早期
1～12 周

第❼周：预防妊娠纹秘法大公开

第❽周：宝宝可以和妈妈一起工作

第 **9** 周：妈妈舒服，胎宝宝才舒服

第 **10** 周：孕妈营养均衡，宝宝健康茁壮

第 **11** 周：左侧卧位是必须的吗？

Contents | 目录

Part
Two

第 ⑬ 周：血液检查有多重要？

第 ⑭ 周："长椅时光"：内衣的秘密

孕中期
13～27 周

第 ⑮ 周：唐氏筛查要做吗？

第 ㉑ 周：便秘早预防

第 ㉒ 周：最重要的大排畸检查

第 ㉓ 周：孕妇也可以很美丽

第 24 周：得了孕期糖尿病怎么办？

第 25 周：如何缓解小腿抽筋？

第 26 周：食欲不佳的调整方式

Contents | 目录

Part Three

孕晚期
28～40周

第 ③① 周：你也遇到了晨僵吗？

第 ③② 周：易养型还是难养型

第 33 周：好爸爸法则

第 34 周：痛并快乐着

第 35 周：早产不慌

Contents | 目录

第 **36** 周：**天然的就是最好的——母乳喂养**

第 **37** 周：**一个箱子搞定！**

第 38 周：婆婆还是妈？

第 39 周：好习惯早养成

第 ④⓪ 周：坐月子，坐月子

孕妈妈关心的 50 个 Q ❤ A　*270*

A 40-WEEK

HAPPY 轻松好孕 40 周

PREGNANCY

好妈妈从怀孕开始 ♥

写下这个题目，心里莫名地一阵感动。

女儿就躺在身边，一眨眼的工夫，她已经 14 岁了。在这个时候我重新整理孕期的文字，再一次重温了生命的美好，感觉孕育真的是世界上最伟大的一件事情。整理书稿的过程中，我发现当年的很多胎教方法在女儿身上有了成果，也发现一些做法并不可取。我想我必须把这本书做好，让更多的孕妈妈少走弯路，培养出最健康、最聪明的宝贝。

对于女儿学习知识，我从不强求，但不知不觉中她已经认识了很多字，可以熟背多首唐诗，语言天赋非常突出，可以在我和我妈妈之间自由切换英语、普通话和家乡话，超好玩。当然我更注重的是对她性格的培养，我觉得一个孩子拥有良好的性格和积极健康的心态更为重要，而这些"骨子里"的东西，很多是在孕期就培养出来的。

"80 后""90 后"的小女人们现在正是当妈的"生力军"，我们生活在一个崭新的时代，遭遇了两代人孕育观念的巨大差异，我们非常需要一些适合这个年代的怀孕指南，最好还是一本不枯燥、可读性强的工具书。于是，有了这本《轻松好孕 40 周》。

在书中我把自己孕期所有的经验和教训都写了出来，期待这些文字可以帮助更多孕妈妈快乐地度过孕期。在整理这些文字的时候，我发现单凭个人的力量是远远不够的。缺乏理论支持，缺乏专业知识，就无法使本书真正实用、可靠。因此，我特邀两位高手前来助阵。

陈倩，妇产科主任医师。日本自治医科大学医学博士，北京大学第一医院妇产科主任，中华围产医学会北京分会名誉主任委员及常委。陈倩主任从事妇产科临床工作二十余年，有着丰富的经验。比这些头衔更让我欢喜的是，陈医生拒绝了编辑给她找些资料做基础的想法，坚持每一个字都自己写，每一个问题她都不断地斟酌，不断地修改。那些日子，我只要打开邮箱，满眼都是陈倩的邮件，有时都夜里两点了我们还在交流。说实话心里有点愧疚，因为我提议的这件事，让本来就忙碌不已的倩姐经常熬夜。

我想，我们都是很认真的女人，都是想把事情做到最好的女人。在本书中，陈倩主任将从妊娠第一周到最后一周，给孕妈妈们提供权威可靠的孕期指导，让孕妈妈们更好地远离孕期痛苦，让我们的宝宝更健康、聪明。

陈伟，营养专家。北京协和医院营养科主任医师，中国医师协会营养医师专业委员会总干事，中华医学会肠外肠内营养学分会委员、老年学组副组长。在书中，陈伟详尽地指导孕妈妈们应该怎么吃、什么不能吃，并根据孕期的不同阶段给孕妈妈制定出最适合中国孕妇的营养方案及贴心菜谱，让你"吃"出好身体和好宝宝。

他们都是各自领域的权威人士，幸运的是，在生活中他们都是我的好朋友。在我怀孕期间，所有的孕期检查都是陈倩主任做的，她对我的情况非常了解，也给了我很多正确的指导，是我非常信任的一位妇产科专家。陈伟也是老朋友，认识二十年了，他的平和、耐心以及极高的专业水平很让我佩服。陈伟先生不仅是位好专家，还是一位好丈夫。妻子怀孕期间，他在孕妇饮食方面做了很多研究，理论结合实践啊！

他们俩加上我，一个孕妇三个帮。

有一天，我们三个聚在一起吃了顿饭，于是有了这本书的基本思路。我想，在众多的孕期指导书中，这本是比较特别的一本，它既有孕妈妈自己的经历、经验，又有专家专业、周详的指导，期待能给大家带来最好读、最实用、最全面的孕期指南。

最后，祝愿所有的小宝贝健康地来到这个美妙的世界！

孕早期提示

- 为了让医生更准确地知道宝宝的胎龄，孕妈妈一定要记住自己的生理周期。

- 发现怀孕了，就要尽快到医院"报到"，开始系统的产前检查。

- 妊娠前三个月是胚胎或胎儿发育的关键时期，他们是娇嫩的、敏感的，任何有害因素都有可能影响到他们。

- 绝大多数情况下，有早孕反应是正常的，不需要特殊处理。早孕反应的表现形式和程度因人而异。

- 在孕早期或者准备怀孕时用各种方法增加腹部皮肤弹性，才可以真正有效地让你远离小纹路。

- 一般的食物，孕妇都是可以吃的，但是要注意，一种食物一次不能吃太多。

- 宝宝的生殖器官将在第 10 周开始发育，孕妈妈除了补充矿物质、蛋白质、脂肪，还需适量补充 B 族维生素、维生素 E，以防止胎宝宝生殖系统在发育中出现缺陷。

- 左侧卧位可以减轻增大的妊娠子宫对孕妇主动脉及髂动脉的压迫。

- 第 12 周有一件重要的事情，就是选择医院并"建档"。去医院做产前检查之前，还应该到户口所在地的街道办事处办理"围产保健手册"。

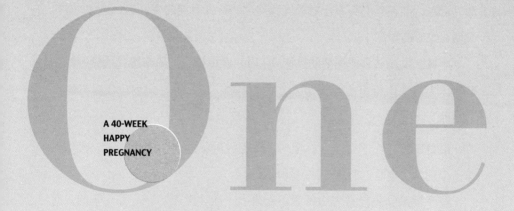

Part
One

孕早期

1～12周

A 40-WEEK
HAPPY
PREGNANCY

第1周:
宝宝来了,
你准备好了吗?

写给所有的孕妈妈

我是王芳,是情感节目主持人,是情感专栏的作家,也是一个孩子的妈妈。不过我自己最喜欢的一份工作是曾经在孕期的"孕妇工作"。

之所以说孕期也是一份工作,是因为这280天孕妈们都很辛苦,不仅要学习很多新的知识,要克服很多困难,而且怀孕还是体力劳动加脑力劳动。所以,准爸爸们有责任照顾好我们这些特殊时期的女同胞,让40周的孕期在快乐的氛围中度过。

产科医生通常会把怀孕期算作40周,这是从怀孕前末次月经算起的,所以,为了让医生更准确地知道宝宝的胎龄,孕妈妈一定要记住自己的生理周期。

最好家里放个小台历,标记一下。因为做第一次孕期检查时,医生的第一个问题一定是:"末次月经是哪一天?"

很多糊涂女生经常怎么都想不起来上一次"大姨妈"是哪天来的,而对意外怀孕的孕妈妈来说更可能会忘记上次月经的具体时间,让医生也很难判断,所以平时就得做个有心人。我自己有个习惯,就是在手机上记录一下,弄个只有自己能明白的小密语,那就是"大姨妈"光临的时间。现在也有很多记录女生生理周期的 App，我觉得也很方便快捷，女生们也可以考虑下载使用。

这里要画一下重点咯！

要孩子之前我们都要做很多准备，除了养壮身体、吃叶酸、戒烟、戒酒等，还有一个准备也很重要——怀孕的心理准备。

我觉得每一个女生在要宝宝之前都应该想明白三件事：

第一，有了孩子就没了时间。

没有孩子的时候，女生们一般都会有很多应酬，比如：下班后想去哪里去哪里，周末想去哪里去哪里，节假日说走就走的旅行，等等。很多时候，只要老公同意就可以拎包走人。但是有了孩子以后，你会发现完全不知道自己的时间都去哪儿了，陪伴宝宝成了生命中最重要的事情。有孩子的时候人生可能很美好，可是真到了做个美容、敷张面膜、买件衣服的时间都成了奢侈的时候，女人就会莫名其妙地烦心，所以要孩子最好选择工作不是特别忙的阶段，而且要从心理上放得下那些娱乐的时间。如果是自己带孩子，至少三年的时间可能要和卡拉 OK、酒吧、大排档、夜宵"say goodbye（说再见）"啦。

第二，要能接受自己家庭地位下降的事实。

有句话叫娶了老婆忘了娘，现代男人却常常是有了孩子"忘记"了老婆。过去都觉得女人带孩子是天经地义的事，可现在有越来越多的爸爸回家就黏着宝宝。人的精力是有限的，男人一进家门就抱起孩子，难免会忽视了那边还有一位辛苦了一整天的妻子。爱孩子的父亲一切以孩子的需求为第一需求，让我们这些女同胞有一种"我的爱情被宝宝抢走了"的失落感。其实只要早点想明白这个道理：那是孩子亲爹，多疼疼孩子也不是什么坏事！当然，准爸爸们注意了，如果您能既爱宝宝，又总是想着妻子，能够更多地创造三个人在一起的机会，那才叫智慧男人啊。

第三，做好自己会变丑的心理准备。

我比较幸运，也比较努力、自律，所以生完宝宝没多久，身材很快就恢复了。当然我也是经历了减肥阶段的，在这本书中我也会把我的产后瘦身经验毫无保留地写出来，希望对所有女生有帮助。但是更多的妈妈在宝宝出生之后都胖一大圈，有时腹部、大腿上的赘肉就跟着一辈子了。那个时候上街买衣服就会心情很糟糕，"镜子里那个胖大姐难道是我？我怎么会变成这个样子？连下巴上都长出赘肉……"

所以，要提前做好心理准备，自己在体形、面容上可能会有变化，变得有点丑。当然在书中我也会教给大家预防妊娠纹和健康控制孕期体重的好办法，让看过这本书的孕妈都能尽量久地保持青春和美丽。

除了做好以上这三个准备，还有一大堆注意事项需要在以后的日子里慢慢学习。所以说嘛，怀孕是一份复杂的工作，前面的准备都是在打地基，只有地基扎实，咱的高楼大厦才能盖好了不晃悠。

怀孕前还需要注意哪些问题呢？接下来就听听妇产科主任和营养专家给大家专业支着儿。

王芳

让我们一起度过这段特殊时期

亲爱的孕妈妈们：

大家好！我是北京大学第一医院妇产科的陈倩医生，非常高兴能参与此书的再版撰写。正如大家所知，参与此书的撰写，缘于当初我认识了漂亮的孕妈妈王芳。作为她的保健医生，我有幸陪伴并见证了她整个孕期从保健到分娩的全过程。如今她的女儿已经出落为一个漂亮的女生，而且学习优秀，性格开朗。一个新生命的孕育会给家庭带来欣喜、希望，也会带来一时的焦虑和无助。在此，我也希望可以用自己的知识和经验，来陪伴和帮助更多孕妈妈顺利地度过这段奇妙的人生阶段。由于医学是不断发展的，所以，借本书再版之际，增添新知识与大家分享。

首先，我们说说如何计算预产期。王芳已经分享了她的经验，的确不错，很细心。出门诊时，我面对孕妈妈最习惯的问话就是："你末次月经的第一天是哪天？"绝大多数的女性都能够肯定地答复我，但有少数的朋友会一脸茫然，随即说，大夫您等会儿，我出去问问我妈，或我出去问问我老公……

要知道，我们妇产科医生关心的"末次月经"对评估孕周、计算预产期是非常重要的，它指的是末次月经的第一天（要记住不是最后一天）。对月经周期为28～30天的女性来讲，预产期的计算方法是月份减3（或加9），天数加7。大家来算算，比如说末次月经是2019年6月18日，预产期是什么时候呢？对了，是2020年3月25日。如果末次月经是2020年1月18日，那预产期就是2020年10月25日。这里需要提醒大家的是，医生询问的末次月经时间，一般是按阳历（或称公历）计算的。有的地方习惯使用阴历，这就需要在就诊时换算成阳历，否则孕周就会"大错特错"。

如果实在记不清末次月经时间，医生也会有办法。可以根据大致的末次月经时间、月经周期、同房时间、首次出现尿酶免阳性时间、首次出现早孕反应的时间、妊娠早期的超声检查结果、首次出现胎动的时间等重新核对孕周和预产期，这是非常重要的。因为在以后的产检中，一些检查项目或超声评价胎儿生长速度都与孕周有密切的关系。

所以，大家知道了吧，生活中点点滴滴的细节都是有用的，因此，用你特有的私密方式记录一下"大姨妈"来访的日子吧。

陈倩

"营养"就在一日三餐之中 🖊

亲爱的孕妈妈们：

大家好！我是北京协和医院的营养医生陈伟，非常高兴能参与此书的撰写。自古以来中国就非常重视饮食对人体健康的利害关系。所谓"民以食为天"，就是说"吃"是最重要的。"吃"不但提供了我们生存、生育所必需的营养素，还能够保持机体的免疫力，同时也已经成为一种社会行为。拥有一个健康、聪明、活泼、漂亮的宝宝成为所有父母的最大心愿。众所周知，宝宝健康与否跟妈妈在怀孕期间营养状况的好坏密切相关。因此，孕妇就成为每个家庭的重点保护对象。所有的营养品都不假思索地选用，"能吃就是福气"的观点仍然盛行，然而伴随而来的却是由于营养过剩或失调而导致的一系列并发症，如妊娠糖尿病、高脂血症、维生素缺乏等，严重影响母婴的健康。许多年轻的母亲不想吃却偏要吃，能吃却不敢吃，敢吃却不会吃，都在讲"营养"，却发现"营养"离自己越来越远。

我与漂亮妈妈王芳的交往始于在电视台跟大众谈"吃"，但谈的都是别人的饭。终于"吃"到她也为人母，可能才真正体会"营养"就在一日三餐之中。实际上我们倡导的只是一种健康适度、营养平衡的饮食方式，能够保证孕妇摄入充足合理的营养，保证宝宝的生长发育健康，同时避免一些对身体不利的并发症发生。

下面就跟大家聊聊孕期营养的特点，需要在不同的时期注意什么、补充什么，共同迎接健康宝宝的到来。

陈伟

宝宝的萌芽期

本周宝宝将在那个幸福时刻来到你的腹中。
一个新生命是精子和卵子的结合体发育成长起来的，射精时有上亿颗精子进入阴道，而只有那最幸运的一个才有能力突破卵子的保护膜与卵子结合，成为你将来的宝宝。多么珍贵的缘分啊，好好珍惜这份不易和幸福吧！

孕期手记——
怀孕，是两个人的事

各位女生，这篇文章最好拉着老公一起读。

要说怀孕这件事，天经地义是咱女人的事，但是将来的孩子却是两个人的，上帝没有给男人这十月怀胎的辛苦，所以给了他们"煎熬"地照顾老婆的 280 天。

我在日常工作中见过很多夫妻闹矛盾面临离婚，本着负责任的态度我都会进行深度采访，到底为什么要离婚呢？原因五花八门，但是有不少都是因为曾经在老婆怀孕时老公照顾得不够好，让老婆心里系上了一个心结，可能还是个死结，认为这个男人不爱自己了，然后就抱怨、生气、争吵，到后来生活得不幸福。

可能丈夫们会认为：这点事值得吗，至于要闹到离婚的地步吗？

男人来自火星，女人来自金星。

男人是视觉动物，女人是听觉动物，男人和女人看问题的角度不一样。

男同胞们，因为你不是女人，你真的不能理解那种心理状态，那种无助和希望掺杂的心情，那些渴望被人关怀的时光，还有小生命不断变化的幸福，都是需要和你——这个大男孩——一同分享。

对很多女生来说，怀孕这件事一生中也不会有几次。所以，这十个月因为身体的特殊状态，女人会很"记仇"。你平时对她一百个好，但在她怀孕的时候，要是有几件事没有做好，结果接下来的一年两年八年十年，让你听得耳朵都起茧子的，可能就是翻来覆去那几句话：

"当时我怀孕，你竟然老出差，你知不知道我一个人在家是怎么过来的？"

"我怀孕了，你还和我吵架，还推了我一把，这件事我一辈子忘不了！"

"怀孕那会儿，人家的老婆都被捧成掌上明珠。我呢，想吃个梨，结果你还买处理的，想起来就伤心！"

听听，都是些陈年旧事。如果不是怀孕期间，我相信做老婆的根本记不住这么多。但是，没办法，这是怀孕期，是不同寻常的人生印记。

我今天想说的是，怀孕，其实是两个人的事，是家庭的大事。说白了就是有钱的出钱，有力的出力，女人当然是出力，男人也不一定要出钱，但是要关心、要呵护、要嘴甜、要细心。

再说了，男人都怕麻烦。你想想，这个时候不好好表现，以后被唠叨一辈子，哪个更划算呢？

反过头来再给女生们说说。希望孩子他爹在我们孕期无微不至，但也不能老是撒娇，甚至"任性"还心安理得。都说怀孕了嘴刁，一会儿想吃这个，一会儿想吃那个。依我的经验看，有的东西是真想吃，有的呢，就是想测试一下这个男人到底爱你有多深。

我的一个同事，在老婆怀孕期间到云南出差，老婆突然说一定要吃正宗的成都酸辣粉。这个同事平时就是"妻管严"，这下可有了表现的好机会。从云南改机票飞到成都，幸亏不太远，然后下了飞机飞奔到朋友推荐的一家酸辣粉做得最好的餐厅，打包了两大包，赶回机场，揣在怀里带回北京。听说搞得满飞机都是酸味和辣味，这老兄还得意扬扬，看，爱老婆就得这样爱！好不容易费尽周折端回家了，可姑奶奶说早就过劲儿了，一点胃口都没有了，这会儿又想吃云南的过桥米线了。

晕，你倒是早说啊！后来我同事自己把酸辣粉全吃了，白跑那么远，坚决不能浪费啊！

不过听说他媳妇倒很满意，去哪里找这种愿意打"飞的"给自己买饭的好男人呢？要我说，有那点买机票的钱，还不如攒着将来给孩子买奶粉呢。

所以这事啊，要分两头说。男人尽量做好丈夫的角色，心里真的心疼和惦记这个给你生娃的女人。女人呢，可以适当地撒个娇、耍个赖，增进感情，但千万别过头。记住中国那句古话：过犹不及！

第二周是很关键的时期，一定要加油啊，让宝宝健康孕育！

妇产科主任陈倩
温馨指导

如何计算最佳受孕期

女性受孕期在排卵后 24 小时内。那么如何判断排卵期呢？对月经周期规律的女性而言，排卵期为下次月经前 14 天。举个例子，如果月经周期是 28 天，排卵期就是月经周期中间。如果是 40 天，排卵期大概就是从月经第一天算起后的第 26 天了。排卵期前后身体会有些表现，比如性欲增强，阴道分泌物变得清亮且拉丝度增加，有些女性排卵时还可能会有轻微的下腹痛。

另外，还有一些方法能帮助你判断：

1. 测基础体温。

每天早晨醒来后不要做任何运动，用体温口表测出体温，做好记录，并将这些记录制成曲线表。一般排卵期时基础体温会处于最低点，排卵后体温会升高 0.3～0.5 ℃。参照你的体温曲线表，你就可以清楚地发现你的排卵期。

2. 到药店购买监测排卵的试纸，根据说明书使用即可。

男性精子的成熟大致需要三个月的时间，性交后精子在女性体内存活的时间大致为三天。所以，为了保证受孕质量，推算排卵期很重要。在排卵期前后增加性交同房次数，就可以提高受孕概率。

孕前咨询相关事宜

良好的妊娠结果包括母婴两个方面，所以，是否能顺利地度过妊娠期和分娩期就显得异常重要了。大家都知道，在妊娠期要进行产检，分娩要到医院，但是，如果在准备妊娠前能主动到医院进行孕前咨询就更好了，这是目前我们极力推荐的。现在已经有很多准备怀孕的女性朋友这样做了，看到她们来咨询我也非常高兴。因为近年来婚前体检率并不理想，很多年轻人往往认为自己身体倍儿棒，岂不知有些不利于妊娠的疾病已经在体内悄悄地存在了，如果不做相关产前咨询及检查，则不利于优生优育。

在孕前咨询时，医生会了解许多情况，包括既往病史及有无严重影响受孕、妊娠，以及分娩的急慢性疾病；月经及婚育史，既往妊娠结局，有无胎儿畸形史，有无既往妊娠时发生严重疾病史、难产史；如果有一方或双方均为再婚，也要了解以往婚姻中的生育情况，所生小孩有无遗传性疾病；家族中有无生育畸形胎儿的历史；夫妻双方的生活习惯和职业情况，有无吸烟、饮酒等。因为有些职业环境可能会影响胎儿的正常发育，如果是这种情况，可以考虑暂时调换工作种类。此外，还应该主动告诉医生家中是否有宠物。

有些患有某些慢性疾病且正在进行药物治疗的女性，如果经过医生评估其疾病不会影响妊娠，可以在改用对胚胎、胎儿影响比较小的药物后考虑妊娠。

孕前健康检查包括哪些内容

现在，大家的健康意识很强，几乎每年都会进行一次常规体检。但针对计划怀孕的朋友，除了常规的全身体检，还应做好相应的孕前健康检查。检查项目主要包括：

1. 妇科检查。 包括盆腔检查、阴道分泌物检查，以及宫颈脱落细胞检查（如 TCT）等。通过检查，确定有无生殖道畸形，有无急慢性炎症，有无子宫肌瘤或附件肿物等情况，以避免因患各种妇科疾病影响怀孕及怀孕后胚胎的发育。

2. 化验室检查。 包括血尿常规、感染疾病筛查（一般包括乙肝、丙肝、艾滋病、梅毒等检测）、血生化（肝肾功能、血糖等）的检查。

3. TORCH 检查。 对有过不良妊娠史、受孕前后有过感染病史、家中养有宠物的朋友来说，这项检查是必须的。通过检查，排除风疹、巨细胞病毒、弓形体等近期感染的可能性。

4. 如果患有其他疾病，则根据情况进行相应的检查。 如若患有肾、心、肝等疾病，就需要请内科医生会诊，确定妊娠是否会增大危险。

另外，不要以为只有孕妈妈进行检查就可以了，我们建议准爸爸也做相应孕前咨询和检查，尤其是妻子既往有不孕史、多次自然流产史等情况时。宝宝是爸爸妈妈共同的结晶，爸爸妈妈要一起通过孕前健康检查，才能确保顺利怀孕，孕育一个健康的宝宝。

准爸爸需要补叶酸吗

新生命来源于父母双方，所以，准爸爸的身体状况也不能忽视，生孩子绝对不是女性一方的事情。女性卵子的成熟周期是一个月，但是男性精子的成熟周期需要三个月左右的时间。因此，准爸爸也要为健康宝宝的出生做努力，就应该在更长时间内保持良好的生活习惯，尽量戒烟、戒酒，生活起居规律。如果没有特殊情况，准爸爸无须额外补充叶酸，但要注重自身营养的均衡合理和健康的生活方式。

营养专家陈伟
贴心提示

哪些食物能让卵细胞更精壮

很多孕妈妈都是在知道自己怀孕以后才开始补充营养，其实宝宝的健康，尤其是先天性体质，往往从成为受精卵的那一刻起就已经决定了。所以，大家必须从准备受孕前就开始调整自己的营养，加强蛋白质、矿物质和维生素的摄入。各种豆类、蛋、瘦肉、鱼等含有丰富的蛋白质；海带、紫菜、海蜇等食品含碘较多；动物性食物含锌、铜较多；芝麻酱、猪肝、黄豆、红腐乳中含有较多的铁；瓜果、蔬菜中含有丰富的维生素。需要提醒孕妈妈的是，强调营养并不意味着吃得越多越好，千万不要一味多食，以免体重增加过多。

营养小食谱
炸豆沙藕盒

【原料】

主料：鲜藕 500 g，豆沙馅 200 g，芝麻 50 g，面粉 30 g，淀粉 30 g，鸡蛋 1 个。

辅料：白糖、花生油各少量。

【做法】

①拣去芝麻中的杂质，淘洗干净，炒熟，放入豆沙馅内，再加白糖，拌匀。

②鸡蛋磕入碗内，加面粉、淀粉及少量的水，搅成蛋糊。

③藕去节，洗净，切成 0.3 cm 厚的两片相连的连刀片，抹入豆沙馅备用。

④锅置火上，倒入花生油，烧至六成热时，将抹好馅的藕片挂上蛋糊，放入油锅中炸至金黄色，捞出，控净油，装盘，再撒上白糖即可。

【特点】

色泽金黄，脆香软甜，营养丰富。含有孕妈妈必需的蛋白质、碳水化合物，钙、铁等多种无机盐和脂肪酸。

第3周：

放松的心态，对宝宝很重要

本周，宝宝还是一个小小的胚胎，这颗小种子将在你温暖的腹中形成一个新的生命。小蝌蚪一样的精子进到卵子中以后，细胞核会发生一系列的变化，头部细胞核和卵细胞核融成一个整体以后，新生命的第一个细胞（也就是受精卵）就诞生了。这个宝贵的细胞将经历一次次分裂，并慢慢地向子宫进军，当到达子宫腔时便停留在那里，黏附在子宫的黏膜上面，为植入子宫做最后的准备。

孕期手记——
怀孕的围城心态

这一周宝宝已经种在了温暖的子宫里，但是我们一点感觉都没有，最好的早孕试纸也要在怀孕10天左右才能检测出来。

那么这一周我们要做的就是以平和的心态等待结果。

你一定听说过婚姻就像"围城"吧，"外面的想进来，里面的想出去"。其实怀孕也一样，不想怀孕的时候，孩子却意外冒出来，弄得我们措手不及。年轻的女性常常因为怀孕之后没条件把孩子生下来，身心都要经受一次大的折磨。等到了一定年龄，觉得该要个孩子了，宝贝却常常姗姗来迟。

我的好朋友西西今年33岁。六年前，她新婚不久便意外怀孕了，那个时候她刚进了一家外企，签了合同两年之内不要孩子，另外老公的工作也不稳定。两人觉得挣的钱自己还不够花，怎么可能再养个孩子呢？商量来商量去，决定不要这个孩子。

那是一个阳光灿烂的下午，因为西西老公那个月被派到英国学习，所以我陪她去做了手术。一路上她紧张地咬着嘴唇，多年的交情让我非常了解她，知道此时她的内心一定承受着巨大的煎熬。

挂号，交费，排队，手术……

一切都很顺利，西西被推出来的时候，输着液，脸色惨白。我问她："疼吧？"

她回答："心更疼！"

她老公打来电话，西西"哇"地哭出声来："我后悔了，我都听到他的心跳声了，一定是个特别健康的宝宝！"

我能理解，在那一刻，女人身上的母性完全被唤醒。我陪着西西疗伤很久，平时大部分家庭妻子流产了注意更多的是身体的疗伤，其实心理的疗伤更为重要。这需要丈夫的细心呵护和不断努力，如果效果不好还可以求助心理专家。

时间一晃就过了六年，有一天西西突然打电话问我有没有认识的妇产科大夫。

"你有宝宝了？"我兴奋地问。

"有宝宝就好了，就是还没怀上才找你啊。我们从去年年初就开始要孩子，一年半了，一点动静都没有。每个月'大姨妈'都准时驾到，我现在每个月都只买够用的卫生巾，期待下个月就可以不用了。这不，这个月又没戏了！"

我建议她去查查身体。

"查了，能做的都做了。我老公先查了，没事，我一听压力更大了，他没事就是我有事了，一刻也不敢怠慢地去做各种检查。他们家就他一个儿子，我可不能背个不能生育的黑锅，卵泡培养，输卵管疏通，中药调养，排卵期监测，然后努力工作。结果我现在都想做试管婴儿了，生活中似乎只有要孩子这一件事有意义！"

试管婴儿是一项很好的技术，可也不是什么人都能做的，像他们这样的情况，两个人都正常，医生肯定建议自然受孕。

我看啊，这怀不上宝宝八成是心理问题，怀孕这件事是典型的"有心栽花花不开，无心插柳柳成荫"。有的时候就得抱着一种"爱咋咋的"的态度，宝宝反而会不期而至。

当然，必要的准备还是应该做的，毕竟每个妈妈和每个爸爸都希望宝宝是健康的。所以在有可能怀孕的日子里，要多吃好的，少生气，心情放松，不强求。还有一点很重要，我建议美女们在怀孕前最好保持良好的身材。孕前真不能太胖，要不将来怀孕又得胖一大圈，以后身材恢复的可能性就小了，更重要的是如果太胖了，怀孕中晚期还可能患上孕期高血压和孕期糖尿病。**要记住医生说的是：怀孕前要把身体养好了，而不是养胖了。**

这一周也要时刻关心自己身体的变化，因为这时也可能会出现意外，比如宫外孕、流产等。当然，讲这些主要还得听陈倩医生的，毕竟怀孕这件事，她是专业教练，我只是个业余选手。

妇产科主任陈倩
温馨指导

怀孕日记的意义和内容

记怀孕日记是一个很好的习惯，就像一个人如果能有记日记的习惯，他一定是一个很珍视生命的人。怀孕日记虽然不需要天天记录，但要把妊娠期间的大事记录下来。比如：什么时候发现自己怀孕了，早孕反应出现的时间，第一次感觉到宝宝"踢"你的日子，第一次去产检，第一次做超声波检查，等等。细心的朋友还会把每一项产检的结果抄录下来，可以说有的内容就是宝宝最早期的体检报告，多珍贵啊！

日记的另一大部分就是记录自己的心理感受了，因为怀孕是女性生命中最重要最特殊的时期，不光身体发生了改变，心理也有所改变。从一个女人变成母亲，这种内心感受和变化要靠你一字一句地表露出来。这中间将满含着对宝宝的期冀、对宝宝的祝福、对宝宝未来的设计，也充满对家庭的美好憧憬。此外，还可以记载些同期家庭内、国家里、世界上发生的大事件，使日记更具有历史感。

怀孕后可以使用电脑吗

每天门诊时，都会见到孕妈妈穿着各种颜色的"围裙"，就是那种防辐射服。据说价格不菲，又不让随意清洗，所以，上面的"斑斑点点"着实不太雅观，使漂亮的孕妈妈特有的风韵被遮掩了。当然，我不反对防辐射这种理念，但孕妈妈只要能有效地远离强磁场、强辐射区域就可以了。有人说孕期不能用电脑，其实现在我们使用的电脑大多数是液晶屏幕，辐射量已经非常小了。因此，日常工作中使用电脑应该没有太大问题，但如果是长时间的案头工作，就需要定时活动一下身子。另外，孕妈妈尽量不要因为一些不必要的事情，长时间守在电脑前，比如玩游戏、聊天等。

孕妈妈需要远离厨房吗

孕妈妈自然是家里的中心人物，先不说分娩后你的地位是否有变化，但在妊娠期你肯定是"焦点"人物，大事小事估计都不需要你操心，又怎么能让你下厨做饭呢？但我仍希望你能出现在厨房里，并做些力所能及的家务活。只是孕周增加以后，肚子越来越突出，所以要尽量避免做弯腰、长时间下蹲等动作。记得有一位孕妈妈，她先生在外地工作，父母也不在身边，几乎整个孕期都是她自己操持家务、下厨做饭，我当时好被她感动，多么伟大的母爱啊！所以，门诊的时候我都会花一定时间给她支着儿——设计食谱！

需要注意的是，孕早期大多数孕妈妈会有早孕反应，像早晨起来容易恶心呕吐、讨厌油腻等，以往不敏感的气味突然变得不能忍受了，所以如果孕妈妈闻不了油烟味，那就不要勉强自己下厨了。妊娠过了三个月，早孕反应基本消失就可以下厨了。

做饭时，有可能的情况下，尽量远离运行中的微波炉。现在电器都有定时器，不运转的微波炉是没有辐射的。

孕妈妈如何提高自身免疫力

孕妈妈一般不需要仅仅为了妊娠去提高自身免疫力。良好的生活习惯、合理膳食、保持乐观心情、经常注重锻炼身体、生病及时就医治疗，就能让你保持良好的身体状况。

如何识别假孕现象

刚刚接到一个朋友的电话，电话中她的语气分明带有一丝失落与焦虑。前两天她打电话告诉我，她的月经已经过期了，妊娠试纸显示了一条淡淡的红线，当时她的声音有一种跳跃感，我告诉她过三天你再试试。结果测试的结果显示她并没有怀孕，我也替她惋惜。生活中经常会有一些"假孕"现象，有人出现停经，甚至还有人出现了早孕反应、胎动、腹部增大的现象等，尤其是盼望妊娠的女性更容易出现这些情况。一旦停经了，孕妈妈要及时做尿酶免检查，必要时测定血中 HCG（人绒毛膜促性腺激素）或超声检查，看看自己是月经不调，还是真的怀孕了。

营养专家陈伟
贴心提示

打好全面均衡的营养基础

这一阶段胚胎刚刚开始发育，并不需要太多营养，所以孕妈妈不必紧张，也不必对饮食进行太大调整，只要注意全面均衡就可以了。优质蛋白质配合富含脂肪、钙、维生素 A、维生素 B_1 的食物有很高的营养价值，是孕期理想的选择。具体来说，每天两杯牛奶加一个鸡蛋，就可以满足营养需求。

营养小食谱
豆芽炒韭菜

【原料】

主料：绿豆芽 300 g，韭菜 100 g。

辅料：花生油、葱、姜、精盐、味精各适量。

【做法】

①将绿豆芽掐去根，用水淘洗干净，控干水。

②将韭菜择好洗净，沥去水，切成 3 cm 长的段。

③将葱、姜洗净，切成细丝。

④锅置火上，烧热后放入花生油，加入精盐；油热冒烟时，用葱丝、姜丝炝锅，随后倒入绿豆芽，翻炒几下，再倒入韭菜翻炒，加一点开水，放入味精，翻匀后盛入盘中即可。

【特点】

嫩脆利口。可以为胎宝宝成长补充丰富的维生素 C、胡萝卜素和纤维素，以及钙、铁、钾等无机盐和挥发油、硫化物。

第4周：

宝宝既脆弱又坚强

本周宝宝看起来像颗苹果的种子，将发育得非常快。小胚胎有三层细胞，每一层将来都会形成身体的不同器官。最里面的一层将来会发育为肝、胰、膀胱、甲状腺，以及胃肠道的内壁；中间的一层将来会发育为肌肉、骨骼、软骨、血管和肾脏；最外面的一层会发育成为脑、神经系统，以及皮肤和毛发。

孕期手记——
怀孕准备，我是个反面教材

写下这周的题目时，我心里刮过一阵凉风。

当时那段日子，真是不堪回首。我是在怀孕6周之后才知道自己要当妈妈了。确认怀孕的第一时间，我开始回想做过哪些不利于健康的事，不想不要紧，一想吓一跳。

首先，在过去的一个月中，我至少有两次喝酒经历。虽然两次都是啤酒，每次一瓶左右。其实我平时也就这个量，再多一点就不舒服了。可是大家都知道，孕妈妈是坚决不能沾带酒精的食物的。我印象深刻的是初中语文老师说过：当年大诗人李白嗜酒如命，他的好几个儿子都因酒而智商不高。这个事情虽然我没有考证过，不知道是不是史实，但酒精对胎儿大脑的影响是医学界研究后确定的结果。因此，这段时间的我担心不已。

于是我开始后悔自己粗心大意，平时总是大大咧咧的。因为生长在内蒙古的我从来就怕别人说我不仗义，本来就没酒量，但气氛到了，不自觉就一饮而尽了。每次想到都很后怕，不知道这些酒有没有伤害到肚子里的那个小生命。

其次，没能及时补充叶酸。叶酸是妇产科专家建议女性在怀孕前三个月就要开始服用的，因为叶酸可以帮助宝宝建立更加完善的神经系统。可是，我孕前没有服用，知道怀孕的时间又比较晚，完全没有服用叶酸的概念，自己就会瞎想——我的孩子会不会在起跑线上就没有别人家的孩子健康啊？

还有一点就是，我怀孕初期的工作强度太大。那段时间国庆将至，按照惯例，我需要把国庆期间所有的节目赶制完毕，所以那一个月的工作量是平时的两倍。我几乎每天都是一大早起床，然后化上重重的彩妆，一站就是八九个小时。知道怀孕以后，心里也在不停地琢磨，那些化妆品还有发胶什么的，都是化学制剂，会不会对宝宝有伤害啊？

更吓人的是，那段时间我因为不知道自己已经升级为孕妈了，还开车5000多公里，带着我老爸和弟弟去山东海边逛，接着又一路向南奔波，爬黄山。弟弟虽然开车技术不错，但是他早上睡懒觉，所以上午和中午大部分时间都是我在开车。我觉得累倒不累，关键是吃饭睡觉都不规律，还有好几顿吃的是方便面。现在想起来，觉得那时候肚子里的小家伙肯定经常饿得咕噜咕噜叫。

于是，带着诸多的疑问，我和孩子爸爸就开始犹豫，这个宝宝到底要不要？真的是太纠结了。主要因为我们年龄都不小了，有了孩子就挺想要的，但是每次想到自己在不知道怀孕时所做的事，我内心就有点担心。

在这个时候，我觉得自己更应该听医生的建议。所以知道怀孕的第二天，我就去拜访了北京大学第一医院妇产科的陈倩医生。

听我啰唆完一大堆情况之后，陈医生的建议是：大自然的规律就是优胜劣汰，一个有问题的孩子一般禁不起妈妈这样折腾，可能自己就先被淘汰了。退一万步说，如果孩子真的有问题，通过早期检查基本可以排查出来，例如血液检查和B超检查等。如果还不放心，还可以做羊水穿刺，这个是检查宝宝神经发育情况的金指标。总之，不要轻易放弃，等等检查结果，真有问题再考虑放弃也不晚。

现在，写这下这些文字的时候，我的女儿已经出生了，她很健康、很聪明。但是，我还是要以自己的亲身经验提醒孕妈妈们，打算要孩子就要注意自己的行为，不要铤而走险，否则整个孕期都会在担心中度过。

如果能让我重新来过，我一定乖乖地服用叶酸，一定不饮酒，一定不到处乱跑……

同时我的例子也告诉孕妈妈们：**怀孕初期不用过分担心，不要因为自己可能喝过一杯酒，喝了些咖啡，就没有勇气要这个宝宝了，孩子的生命力常常比我们想象的坚强。**

妇产科主任陈倩
温馨指导：怀孕后该怎么做

如何检测是否怀孕

对于育龄女性，一旦月经没有如期而至，且有性生活，就要想到可能是怀孕了。最简单的方法是自己去药店买妊娠试纸，如果出现两条红线，基本上就能初步确定为怀孕。再不放心，就去医院检查，留取尿液送到化验室做尿酶免试验，如果报告单显示阳性就要恭喜你了。有时，你的宝宝可能跟你"藏猫猫"，明明怀孕了，可自己买的试纸却只显示一条红线，医院的化验单也显示尿妊娠试验可疑。这时，请不用太担心，也许是此次受孕比较晚，两三天后再复查一下，大多数就会得到阳性的结果。

相对尿检定性试验，医学上还有一种定量试验，就是通过抽取血液（抽血时不受饮食的影响）测定血中 HCG 的量。如果是一个正常发育的宫内孕，在 48 小时后 HCG 会倍增，因此，有时医生会让你隔 48 小时再留取一份血液标本进行化验。另外，医生还可以在盆腔检查时观察出子宫是否已经随着孕周的增加而相应增大，这也是妊娠的证明之一。

在尿检和血液检查中，测定是否怀孕都要依靠 HCG 值，但有些疾病也会造成 HCG 值增高，比如滋养叶细胞疾病（如葡萄胎、绒癌等），所以最直观的证实妊娠的方法就是看到胚胎。根据这种情况，医生会建议做超声检查，如果可以在宫腔内见到妊娠囊，进而见到胚芽和胎心，妊娠就可以确定了。但是，在妊娠早期，超声检查不是必需的，是否要做超声检查，要听从医生的建议。

如何应对怀孕后的心理变化

妊娠绝不仅仅是简单的身体变化，那些都是外表的，孕妈妈内心的变化也是重要且不能忽视的。由于体内激素的变化，孕妈妈的心理、情绪等都会发生改变，而周边的人际关系、职场变化等因素也都会参与其中。

在准备要宝宝时，我们不要光做物质、身体方面的准备，更重要的是做好心理准备。在工作、学习、生活中学会做一个自立、乐观的人非常重要。要了解妊娠后情绪、心理的变化，首先要正视现实，学会自我调控，尝试变换环境调节情绪。比如尝试向老公、亲密的朋友倾诉，尝试读些轻松的书籍，听听轻柔的音乐……但不要任性，不要过度扩大妊娠对自我的影响。周围的人，比如老公、父母、公婆、朋友、同事等，也要了解孕妈妈可能产生的心理变化，积极沟通，在大家的努力下，关系一定会更融洽。

保胎药物对胚胎发育有影响吗

人群中近四分之一的孕妈妈会出现流产征象，虽然这些不过是征象，可一旦出现阴道出血、下腹不适，家庭中因妊娠而出现的欣喜往往会被蒙上一层阴影。因此许多孕妈妈总想着怎样才能保胎，但其实流产的原因大多是由于胚胎发育不佳，也就是"优胜劣汰"，所以现在不再主张盲目保胎。如果孕妈妈以前有反复流产史或测定孕激素数值不足，可以在适当休息的基础上遵医嘱适当使用保胎药物。长时间使用超量的保胎药物会增加胚胎发育异常的风险，所以，并不是服用保胎药就会绝对安全，孕妈妈一定要在医生的指导下科学用药，并注意适时停止用药。

孕初期做 B 超对宝宝发育有影响吗

可以肯定地说，从医学的角度来讲，妊娠早期是不需要做常规超声检查的，不能仅为证实妊娠去做超声检查。我们知道，妊娠前三个月是胚胎或胎儿发育的关键时期，他们是娇嫩的、敏感的，任何有害因素都可能影响到他们。尽管超声检查被认定为无创伤性检查项目，但我们还是应该减少不必要的超声检查。

只有在某些情况下，医生才会建议做超声检查，如月经不规律无法判断妊娠周数、出现流产征象（像阴道出血、腹痛等）、有宫外孕的可能性等。出现这些情况时，孕妈妈又担心超声对宝宝的影响。然而，在妊娠早期，医生还不能从腹部获取胎心音，一般的盆腔检查也不能确定宝宝是否存活或排除宫外孕，所以只能通过超声来确定。只有这样才能避免重大的、危及生命的疾病（如宫外孕等）发生，合理调整保胎治疗的方案等。

在妊娠早期，必须做 B 超检查时，一般选择阴道超声。它可以比腹部超声更早地发现妊娠囊，探及胎心跳动，而且轻柔的阴道超声不会增加流产风险，同时避免了做腹部超声时需要大量饮水的苦楚。需要提醒的是，做任何孕周的超声检查，孕妈妈都要要求超声医生选择相应的超声功率，以避免增加对胚胎或胎儿的辐射。

营养专家陈伟
贴心提示

适当补锌促进胚胎发育

胚胎现在正慢慢发育和形成，如果缺锌的话，可能发生畸形，所以要记得补锌。孕妈妈不必服用过多的补品，通过科学饮食来补充才是最健康的方法。富含锌元素的食物非常多，如牛肉、猪肉、羊肉、鱼肉等，还有荞麦、茄子、南瓜、白菜、小麦、玉米、花生米、核桃仁等。

营养小食谱
萝卜炖羊肉

【原料】

主料：羊肉 500 g，白萝卜 300 g。

辅料：生姜、香菜、食盐、胡椒、食醋各适量。

【做法】

①将羊肉洗净，切成 2 cm 见方的小块；白萝卜洗净，切成 3 cm 见方的小块。

②香菜洗净，切段。

③将羊肉、生姜、食盐放入锅内，加适量的水，置旺火烧开后，改用文火熬 1 小时，再放入萝卜块煮熟。

④出锅前放入香菜、胡椒。食用时，加入少许食醋，味道更佳。

【特点】

适用于消化不良等症，且味道鲜美，可增加孕妈妈的食欲。

第 5 周：

敏感期——妈妈和宝宝都要多休息

本周宝宝的小身体在 0.6~0.9 cm 之间，样子很像一匹可爱的小海马，一颗大大的头连着长长的身子。眼睛开始形成视网膜，鼻孔也可以一眼看出来了，脑袋整个垂下来。嘴巴和下巴的雏形显露出来，有一些小褶皱。神经管已经开始工作了，神经系统的其他部位也在发育。

孕期手记——
不是每个孕妈妈都会孕吐

　　这一周，我们常常沉浸在喜悦中，因为刚确认怀孕不久，会收到四面八方传来的祝福。你有没有发现，从这时开始，自己的行动变得非常小心，手不自觉地就会摸肚子，还动不动就想叉着腰走路。以上这些，都是我刚怀孕时做过的事情，手上摸着肚子，心里美滋滋的，可骄傲了！

　　其实，不熟悉的人肯定看不出来我们是孕妇，但是初为人母的你会非常在意自己身份的改变。有的时候还会想很多，肚子里的是男孩还是女孩？我还要接着工作吗？我还是个孩子，竟然要当妈妈了……很多小念头会让我们一会儿兴奋，一会儿焦虑，让孕妈们痛并快乐着。

　　还有一件大家要重点注意的事——**孕期反应，在这一周如期而至。**

　　反应有很多，首先，恶心呕吐在影视作品中成为女人怀孕的第一表现，仿佛只要怀孕了就必不可少地要吐一下。但是在这里，我要悄悄告诉孕妈们的是，有些女性反应强烈可能是体质问题，但有很多孕妈妈强烈孕吐可能是心理作用。比如我，怀孕到第 5 周时自己还并不知情，正好假期就带着家人去爬黄山。那一路，手脚并用，没坐缆车，累得是眼冒金星，吃得是狼吞虎咽，每次见了吃的东西就觉得饿，从来没有一丁点想吐的感觉。

回到北京，在第5周的末尾才知道我要当妈妈了。看到怀孕试纸上的两条小红线时，我惊讶至极，自己怎么一点反应都没有呢？

但是第二天就不一样了，睡了一觉起来就觉得"怀孕了，我想吐"，然后越想越觉得难受，而且真的就不能闻油烟味了，时时刻刻都感觉吃下去的饭还在嗓子眼。我弟弟看我难受的样子就逗我开心："真奇怪了，一路上一点没看出来姐姐像是怀了孕的人，这怎么一知道怀孕就开吐了呢？"一句话点醒了我，是啊，要说孕吐早就该有反应了。一路上那么累都没吐过，现在吐是不是有点像装的啊，想完自己哈哈一笑，合着主要是心理原因啊！

从那以后，一直到孕早期三个月结束，我一次都没有吐过。所以我的经验就是别给怀孕贴上标签，不一定每个人怀孕都会吐。放松心情想点别的，对自己对宝宝都有好处，而且想吃什么吃什么，也不用担心吐不吐的事。

孕期反应还有很多，我自己在这一周的表现，主要的感觉是饿。

老想吃东西，而且口味变了，特别想吃麻辣烫那种味道重的。以前我喜欢吃清淡的口味，都说酸儿辣女，所以当时就预感可能是个小公主。哦，对了，我还突然爱上了一种卸妆油的味道，茶树香型，每天一回家就得先闻几下，然后才能做别的事情。好像很多孕妈妈在怀孕期都会有一种自己突然喜欢的味道。

这一周，我自己还有一个深刻的感觉，就是困。

我不仅老是在睡觉，而且似乎一直睡不醒。一开始我以为是刚旅游回来比较累，记得有一次我连着睡了24小时，还觉得没睡够，后来看了一些孕期的书我才知道，倦怠也是典型的孕期反应。但是这个时间段，属于孕期中比较危险的时间段，宝宝在子宫这个家里还没有住踏实，所以尽量多休息很重要。

孕早期的反应五花八门，我记忆深刻的还有腰疼。坐一会儿就必须躺下，躺一会儿又得坐起来，怎样都不舒服。腰酸酸的，有点像每次月经前的那种腰部酸疼，但是持续的时间很长。

有了这些不舒服的反应，似乎在提醒你已经千真万确是个孕妇了，身体的不断变化会让我们在怀孕40周里迎接各种挑战。我在刚怀孕的时候就在盼望，什么时候宝宝才能出生呢？掐指一算，万里长征才刚开始啊，加油！

妇产科主任陈倩
温馨指导

如何应对早孕反应

正如王芳说的，不是人人都有早孕反应。有些孕妈妈担心自己没有什么反应，宝宝就会不正常，其实这种担心没有必要。孕妈妈更不必盲目地、刻意地去期盼早孕反应出现，而应该为没有反应感到幸运和高兴。我记得门诊时有这样一位孕妈妈，她进诊室时弯着腰，一脸倦容，坐下就开始絮叨起早孕反应如何不能忍受。但照她的话说，家里有两个人专门伺候她的生活起居，连洗头都是两人帮她洗，还不舒服？于是我开始给她讲解相关知识，慢慢地她坐直了腰，脸上出现了笑容，声调也高昂起来，话题也变得轻松了。我笑谈道："现在你自己洗头没有问题了。"走出诊室时，她完全"变了一个人"！

绝大多数情况下，有早孕反应是正常的，不需要特殊处理。有研究发现，早孕反应的出现与孕妈妈体内 HCG 的升高有关系，一般在妊娠三个月左右会消失。此时要注意清淡饮食，多吃面食等，能帮助孕妈妈减轻早孕反应。早孕反应的表现形式和程度因人而异。但是，如果早孕反应严重，且不断加重，甚至不能进食进水，同时伴有明显的乏力、少尿时，则要及时去医院检查。因为，此时就是比较严重的"妊娠剧吐"了，严重者还会出现脑病，化验时会出现酮体阳性、血电解质紊乱等，需要通过输液、补充电解质、补充营养、适当使用镇静剂来治疗，一般几天后就可以痊愈。

怎样应对孕期疾病

绝大多数孕妈妈都能平稳地度过妊娠和分娩期，因为大家都年轻，基础疾病少，即使有些小病也能很快痊愈。但从另一角度讲，妊娠和分娩又有其特殊性，因为它是考验我们体质的一段特殊时期。有少数孕妈妈在妊娠前可能患有某些慢性疾病，比如高血压、糖尿病、甲亢、肝炎等。即使是健康的女性，由于妊娠也可能发生一些妊娠并发症，比如妊娠高血压、妊娠糖尿病等，此外，孕妈妈还会有某些心理上的疑惑和负担。这些问题都会影响孕妈妈的健康，甚至影响到宝宝。

出现问题担心害怕可以理解，怎么解决呢？那就需要靠医生了。有几个问题需要提醒孕妈妈：

1. 对患有慢性疾病而计划怀孕的女性，需要先到相关专科医生那里去咨询。这样可以更好地了解自己是否可以妊娠，是否需要调整药物的种类和剂量。

2. 属于高危妊娠的孕妈妈，要选择综合医院去做围产保健和分娩，最好挂专家号，以得到高质量的保健指导。高危妊娠的孕妈妈在妊娠和分娩期需要多个科室的医生参与保健，所以可能会"奔波"在不同的科室之间。另外，高危妊娠的孕妈妈，还需要医生进行随访。必要时，多学科一同保健和诊治是非常重要的。

3. 妊娠期间一旦出现不适，应该尽早去医院检查，及时发现异常，及时诊断疾病，及时得以治疗。

　　4.有关治疗的方案和检查的项目应该听从专业医生的建议。

避免盲目用药的重要性

　　"有病需要治疗"和"是药三分毒"之间并不矛盾，要切忌盲目用药。因为在妊娠期间，尤其是在妊娠早期，用药不当会影响到胚胎、胎儿，甚至新生儿的安危。孕妈妈使用的几乎所有药物或多或少都可以通过胎盘传达给胎儿。

　　孕妈妈要注意的是，一旦得病，不要自己盲目用药。现在大家可以在街边24小时药店非常方便地买到非处方药。即使是处方药，家中都可能有些"存货"，遇到就医不方便或无家人陪伴去医院时，就可能会凭借自我的"经验"给自己开方。但是对计划怀孕或已经怀孕的人来说，就不能随便给自己吃药了。

　　得了病，应该选择去医院，并且一定要告诉医生自己怀孕了，怀孕几周了。即使没有怀孕，但已经不避孕、准备怀孕时，也要告诉医生，以帮助医生选择治疗方案和用药。

孕期如何保持良好心态

　　新生命的孕育和诞生是一个家庭的希望，势必带来欣喜。由于准爸爸、孕妈妈年龄不大，大多数都是初产，社会阅历有限，所以，欣喜过后，就是每天的担忧和焦虑了。而在妊娠期间能保持良好的心态，对母婴健康都非常重要。如果是经产妇，家里有了大宝宝，也要平衡好和老大之间的关系。

　　以下介绍一下妊娠期间孕妈妈良好心态的几点特征，自己不妨对号入座，积极改进。

　　1.对怀孕分娩要有正确的认知，保持良好的自信心。

2. 对分娩过程的困难和艰苦有心理准备，能积极应对焦虑、恐惧、躁郁等不良心境，保持情绪稳定。

3. 如果因病需要入院治疗或临产分娩，住院时要积极配合医生，懂得自我调控，有很好的适应能力。

4. 无论在门诊还是在病房，对医护人员持信任态度，配合完成孕期检查和分娩。

5. 积极融入社会，善于接受家人的支持和爱护，但不过分依赖。

6. 心理调适可以自己做，也可以由家人和朋友帮助做。极少数情况下，需要专业的心理医生进行疏导。

总之，孕妈妈只有保持良好的心态，才能高高兴兴地度过每一天，以舒畅的心情、坚定的信心去迎接新生命。

营养专家陈伟
贴心提示

发生孕吐时如何补充营养

发生孕吐时，孕妈妈应尽量选择自己喜欢吃、易消化的食物。少食多餐，以清淡为主，避免闻到烹调食物的味道。鼓励自己每天至少吃200 g以上的主食，以免发生酮症；吃些烤面包、烤馒头片等食物，有助于减少呕吐。但应注意不要为了满足营养而强迫自己过度进食。如果完全不能进食，则必须补充一些水分，可食用果汁、水果、牛奶、菜汤等食品，既可补充水分又能够补充因呕吐丢失的钾。

营养小食谱
杂锦鸡

【原料】

主料：鸡肉 300 g，榄仁 100 g，青豆 150 g，胡萝卜小半根。

辅料：盐、淀粉、蒜末、料酒、生抽、糖、麻油、胡椒粉各适量。

【做法】

①榄仁经水沥干，用温油炸至微黄色盛起。

②青豆洗净；胡萝卜去皮切粒。

③鸡肉洗净切粗粒，加入调味料拌匀，腌 20 分钟，泡麻油待用。

④将生抽、盐、糖、淀粉、麻油、胡椒粉加少许清水调成芡汁备用。

⑤烧热锅，下两汤匙油爆香蒜末，加入青豆、胡萝卜略炒，鸡肉回锅，加料酒，下芡汁料及榄仁拌匀上碟即成。

【特点】

豆类和瘦肉含丰富的维生素 B_1，能减轻怀孕初期的呕吐，并可减少精神疲劳、肌肉痉挛等情况的出现。

第 6 周：

宝宝的心跳声

本周宝宝的生长速度开始快起来了，小小的身体蜷缩着，样子就好像英文字母 C，身长已经有 1 cm。

宝宝的心脏虽然还很小，但是已经开始有规律地跳动了，血液也开始在细小的血管之间循环。胎盘已经形成，乳牙将开始发育，耳朵的位置上露出了一个小小的窝儿。

孕期手记——
第一次听到宝宝的心跳

今天，给大家讲讲怀孕第 6 周时，我的一次奇妙历程。

因为我是意外怀孕，前面也讲过，我有喝酒、劳累等"劣迹"，所以总是担心孩子的健康问题。

为什么老是担心呢？我有一个关系特别好的女朋友，也是意外怀孕，早期的时候没太注意，自己感觉一切正常，也没进行太多的孕期检查，可是孩子出生之后就查出来患有偏盲。偏盲是一种很严重的神经系统疾病，孩子看不见，也不会说话。朋友的生活因为孩子的降临发生了翻天覆地的改变，全家人都在为给孩子治病而忙碌。我曾见过一次那个孩子，当时孩子自己坐在那里，乖乖的，一个上午一声不吭，看着让人十分心疼。

孩子是否健康这个疑问，每天折磨得我睡不踏实，甚至有的时候会做怪梦，梦到很多人在追我，梦到从悬崖上摔了下来。我把这种感受说给陈倩医生听，她告诉我："你要实在拿不定主意，就去做个 B 超，看看孩子胎心怎么样，如果真的下决心不要这个宝宝，这一周也是流产的最佳时期。"

于是，我鼓足勇气，走进了北京妇产医院。

当时我没有和家人说，自己悄悄去了医院。因为我想自己先在内心做个决定，万一孩子胎心不好，自己提前有个心理准备，而且我也怕全家人都跟着我着急。走进医院大门的时候，我整个人都是恍惚的，我不知道进去要做什么。其实我可以去一个我更熟悉的医院，找我更熟悉的医生，然而我没有。一个人默默地挂号，见陌生的医生，并告诉她我想做个 B 超，看看怀的宝宝到底多少天了。

医生看了我一眼，没说什么，就开了 B 超的单子。

坐在医院的长椅上等待，一个人，那是一种孤单。想了很多种可能性，我摸了摸肚子，调整心情。我想着：我不是一个人在战斗，是两个人，肚子里还有她。

很快轮到我检查了，躺在检查的小床上，床单是新铺的，却还能感觉到前面那个妈妈的体温。医生把做 B 超用的耦合剂涂在我的肚子上，我紧张到闭上了眼睛。

我现在仍记得，当时我全身上下都是绷着的，感觉哪里都不敢动，动哪里都疼，当时医生似乎感觉到了我的不适，一直在提醒我深呼吸、放松，可是我却做不到。

突然，我似乎听见有一辆火车从远处开来的声音，"咚咔！咚咔！咚咔！咚咔……"声音由远及近，清脆有力。

"什么声音？"我睁开眼睛看着医生。

医生笑着说："别看你瘦，宝宝很健康，你听心跳多有力啊！"

什么，刚才那个声音是孩子的心跳？我真的没想到！不过这么短短的几十天，就可以听到宝宝的心跳声了！而且跳得那么有力，真的像火车开过来一样。我着急地说："医生，别停，让我再听一下！"

然后我又迫不及待地问："医生，孩子是不是不健康，怎么心跳这么快？"

医生回答："孩子的心跳就是会很快，非常正常！"

那个瞬间，我一整天的紧张一下子都不见了，全身像瘫了一样，只有那个火车行驶的声音不断地敲打着我的心扉。一滴泪，又一滴，我不知道为什么会哭，就是忍不住。医生递给我一张纸巾，我摇摇头，让我哭一下吧，这几天太累了，心里的累。

就在起身的那一刻我决定了："宝贝，不管你是不是健康，不管你来的是不是时候，我都要定你了！"

医生告诉我："姑娘，从 B 超影像上看，你大概怀孕 50 天，胚胎大小正常，子宫正常，恭喜你，要做妈妈了！"

出了医院，我拿着这张 B 超检查单翻来覆去地看啊看，就那么几行字，我看了很多遍。止不住地流眼泪，不知道是激动还是高兴。如果你没有听过那种声音，如果你没有当过妈妈，你一定不能理解我当时的心情！

很久之后，我才平静了下来，然后给孩子爹打了个电话，告诉他我坚定地要这个孩子了，因为宝宝的心跳感染了我。我详细地描述了生命的声音，那种像火车驶来的心跳声。孩子爹对此非常遗憾，遗憾没有听到宝宝的第一次心跳声。

从那一天开始，我才静心踏实地过上了孕妈的生活。

那一天，是 2006 年 10 月 23 日，我的 31 岁生日。

妇产科主任陈倩
温馨指导

孕早期第一次 B 超检查何时做

妊娠早期一般不需要做超声检查，除非有特殊情况，可在医生建议下进行 B 超检查。

以前第一次常规做 B 超检查的时间是妊娠 18～24 周左右。因为这时宝宝已经长到一定大小，羊水适中，胎儿的位置多变，此时进行超声波筛查，能更准确地判断胎儿是否畸形。

近年来，随着围产医学的发展，第一次 B 超检查的时间提前至妊娠 11～13^{+6} 周之间，一方面对核对孕周有帮助，另一方面可以测量胎儿颈后透明带厚度（NT）、鼻骨、静脉导管血流等，这些指标的异常可以在一定程度上预示胎儿染色体的异常，可以使产前诊断得以更早完成。

孕期如何预防感冒

大家知道感冒一般是由病毒引起的，有许多呼吸道疾病的早期症状和感冒的症状类似。因此，避免病毒的感染非常重要，尤其是妊娠早期或者节气变化的时候，比如说秋冬季、冬春季，往往是感冒或其他呼吸道传染病多发季节。

为了避免感冒，要有一个好的身体基础。平时注意增强免疫力，少去人口稠密的区域，根据天气情况及时更换衣服。

即便不幸感冒了，也不要恐慌。病毒感染一般属于自限性疾病，病程大约一周。如果不伴有高热或其他严重症状，多饮水、多休息慢慢就会好转。必要时要去看医生，但一定要告诉医生你已经怀有宝宝了，这样，医生在选择检查项目和治疗方案时，就会有所注意。

今年全球爆发了新型冠状病毒的感染，也主要通过飞沫传染和接触传播。因此，每一人都要有良好的健康防疫意识，在疾病流行期间，要勤洗手、出门戴口罩、远离病人、与他人保持安全距离等。

怀孕初期下腹有刺痛感正常吗

通常，妊娠早期孕妈妈会经常觉得不舒服，大多数孕妈妈描述的感觉就像快来月经似的，偶尔有不定位的刺痛感、下坠感。如果不伴有阴道出血，且腹痛不严重，就不用太担心。因为妊娠后，盆腔血流增加，充血明显，加上子宫不断增长，有一些"不适感"也是正常的。

有过自然流产经历，再次怀孕需要提前保胎吗

有过自然流产经历的孕妈妈一般都会比较紧张，这也情有可原，谁也不愿意再经历那种来自身体和心灵上的双重创伤。一旦再次妊娠，是否需要提前保胎，则要因人而异。我们可以去咨询医生，分析既往自然流产的原因是什么，如果上次的原因已不存在，就无须过多干预。如果确实是孕激素不足造成的，这次妊娠后可以定期监测孕激素和 HCG，必要时通过药物来加以补充。

营养专家陈伟
贴心提示

梦见什么就是缺乏哪种营养吗

从科学角度来说，这种想法是荒谬的。梦本来是大脑皮层在睡眠中保持兴奋活动的一种表现，所以梦见某种食物，或许只是由于白天看到、听到或想到了这种食物，并在大脑皮层留下了印象而已。有些孕妈妈可能受到某些古老传说的影响，梦见了花生、红枣，就大量吃这些食物，结果导致营养过剩而变得肥胖。还有最常说的所谓"酸儿辣女"，很多孕妈妈吃很多酸味的或辣味的食物，希望"梦想成真"，结果这种长期的饮食方式和期盼，可能使你的梦中出现了酸味或辣味的食物。因此孕妈妈要注意按照平衡膳食方式安排饮食，不应只考虑梦中的食品。

营养小食谱
花生仁蹄花汤

【原料】

主料：花生仁 200 g，猪蹄 100 g。

辅料：生姜、盐、葱、胡椒粉、味精各适量。

【做法】

①将猪蹄镊毛，燎焦皮，浸泡后刮洗干净，对剖后砍成 3 cm 见方小块。花生仁在温水中浸泡后去皮，葱切葱花，姜拍破。

②把大锅置旺火上，加入 2500 g 清水，下猪蹄，烧沸后捞净浮沫，放入花生仁、生姜。

③猪蹄半熟时，将锅移至小火上，加盐继续煨炖。待猪蹄炖烂后，起锅盛入汤钵，撒上胡椒粉、味精、葱花即可。

【特点】

汤白、肉烂，营养丰富，对孕妈妈和胎宝宝很有利。

第 7 周:

预防妊娠纹秘法大公开

本周宝宝的身体长度大约有 1.5 cm，看起来像一颗蚕豆。许多内部器官都已经发育，比如内生殖器官。乍一看，宝宝的手和腿就好像是划船的桨，桨的边缘微微裂开，这些是宝宝的手指和脚趾。宝宝的脑袋变得更大了，和身体的比例越来越不协调，整个看起来像数字 9 的形状。脸上两边的小黑点是两只眼睛，小鼻头、耳朵都挺明显了，血管也挺清楚，皮肤非常薄。

孕期手记——
预防妊娠纹，从现在开始

这一周就跟大家说妊娠纹的事。你以为妊娠纹似乎离你还很远，但是别着急，看完这周的内容你就会明白我的用心良苦。

我对妊娠纹的深刻印象，源自 13 岁那年的一件小事。

那年我上初中一年级，家里条件有限，没有单独的卫生间，都是和妈妈到公共澡堂去洗澡。每次洗澡都是匆匆忙忙，刚刚进入青春期的我对在公共场所洗澡还是挺排斥的，可是没有办法啊!

那天我又是匆忙洗完后在更衣间等妈妈，不经意间的一瞥，让我的嘴巴张成了圆形。一个阿姨正在那里换衣服，小腹、臀部、大腿上爬满了"蚯蚓"，粉红色的，很恐怖。我以为她得了什么皮肤病，本能地离她更远了一点，阿姨微笑着看了我一眼，平静地说:"姑娘，别害怕，阿姨刚生了小弟弟，生孩子就会长纹纹，以后你长大了也会这样!"

她不说还好，一说我更害怕了，什么?! 生孩子就必须变得这么丑? 后来我不止一次问妈妈，生孩子都会长一身小"蚯蚓"吗? 妈妈告诉我，不是每个人都长，她就没有长，注意一点，好好保养，我应该也不会长。

话虽如此，但我还是挺担心这件事的。你们想啊，我小时候碰到的那个阿姨虽然长了小"蚯蚓"，但那个时候的人，相对保守，所以穿衣风格也很保守，我感觉，除了阿姨的老公，谁也不会看到这些纹路。但现在不一样了，我们早已习惯了穿低腰裤去逛街，穿比基尼去海边，尤其像我这么臭美的人，真要是长了妊娠纹，估计离产后抑郁症也不远了。

所以，我从一知道自己怀孕，就开始到处打听预防妊娠纹的各种办法。

值得庆幸的是，还好我的预防工作开始得非常早。我身边有很多姐妹都以为，预防妊娠纹应该从肚肚凸起后再开始，但这是一个大误区！！

你想想，长妊娠纹的原因是肚子上的皮肤被严重拉伸，皮肤下的组织断裂而造成。如果肚子已经大了，小纹都快长出来了，你再怎么补救都没用。**预防妊娠纹，只有在孕早期或者准备怀孕时用各种方法增加腹部皮肤弹性，才可以真正有效地让你远离小纹路**，也就是那句古话——防患于未然。

接下来的内容非常重要。

所有女生，在这里我要认真介绍我的"防纹法宝"。另外再说一句，我整个怀孕期，体重也只长了 15 公斤左右，肚子虽然大，但是一点妊娠纹都没长，甚至都没有妊娠线。所以，我的经验很值得大家参考。

第一，每天至少轻柔地给腹部做三次按摩。按摩前涂上孕妇专用的按摩油，可以从专卖店买，也可以自己调。自己调就是用婴儿润肤油加上维生素 E 就可以了，每次不要调太多，一周的量就好。这款 DIY 的油很好用，而且经济实惠，一般一天的量里面放一粒维生素 E 就可以。

按摩这事情，你可千万不能偷懒。"没有丑女人，只有懒女人"，这话一点没错。孕妇的美丽就更加重要了，如果你不希望宝宝的降临给你带来一个大花肚皮，那么你就不许偷懒。每天早中晚各按摩一次，每次 10 分钟，肚子、大腿、屁股，一个地方都不能落下。这些地方到怀孕后期都会无限长大，所以现在就要加油按摩。

第二，每周做一次"肚皮膜"。这个膜也是自制的，是一个美容专家教我的，绝对健康无添加。方法是在碗中倒上一些橄榄油，然后倒入面粉，弄均匀就可以了。洗澡前 10 分钟涂在需要的地方，洗澡时冲掉就行。怀孕后期，我每次做肚皮膜的时候，宝宝都很配合，我摸哪里宝宝就动哪里，感觉是一种非常有趣的亲子互动。

这两个方法我教给了很多孕妈妈，效果也都不错。不过还要提醒一句，**预防妊娠纹最最重要的一点就是体重不要超标，也就是别胖太多**。要知道，国际标准是怀孕期 280 天体重增加 25 斤才算正常，超标过多就会带来一系列副作用。

那么，从今天开始，孕妈妈们一起来给我们的肚子做做保养吧！

妇产科主任陈倩
温馨指导

如何预防孕早期流产

首先大家大可放心，只有极少的人会真正发生流产。实际上，没有特别有效的方法可以预防流产。因为早期的先兆流产有 50%～60% 是由于遗传因素造成的，属于优胜劣汰的结果。但人为因素造成的流产还是需要注意的。如孕早期过于劳累、不恰当的同房、情绪过于紧张和焦虑等，这些不良行为都有可能成为早期流产的原因。而对于有既往自然流产史或胎停育史的朋友，则最好去医院咨询医生，根据实际情况进行适当的保胎治疗。

双胎妊娠的注意事项

当你走在街上，看到一对活蹦乱跳的双胞胎，一定会投以羡慕的目光——看人家！再看看杂志上漂亮的双胞胎、电视上转播的双胞胎大聚会，更是羡慕啊！可是一旦你真怀上了双胞胎，可就不是那么轻松的事情了。在我的临床工作中有一部分是做超声诊断，当我将超声探头轻轻地放到孕妈妈腹部上，告诉她"你怀了双胞胎"时，孕妈妈十有八九会惊讶地追问："真的吗？"得到再次肯定时，那笑容真是灿烂！检查完毕，打开超声室的门，就会听到："我怀了双胞胎！"随即一片哗然……

可对医生来讲，遇到了一位双胎妊娠的孕妈妈，都会格外注意，因为多胎妊娠（包括双胎妊娠）是非正常妊娠，属于高危妊娠的范畴。在妊娠期、分娩期母婴都有风险。医生的"冷静"，往往会让孕妈妈不舒服，觉得是不是把问题看得有些过重了呢？

对于夫妻双方家族中有多胞胎史者、服用促排卵药物后妊娠者或经生殖辅助技术妊娠者，都要注意是否有双胎妊娠的可能。

双胎妊娠的产前检查项目及次数要比正常妊娠多，哪怕到了妊娠中晚期孕妈妈已经"举步维艰"了，检查还是不能马虎。

怀孕后还可以值夜班吗

工作性质不同，工作时间就会不同，很多职业都需要值夜班。按照规定，妊娠24周后可以免值夜班。很多朋友担心经常值夜班会影响宝宝的健康。简单地讲，如果单单从作息时间来讲，值夜班不会对宝宝的生长造成多大的不良影响，只要你下夜班后能充分休息就可以了。但如果工作强度也很大，那就需要与你的领导商量适当调换工作了。

妊娠期间的哪些并发症需要重视

一句话，任何一种妊娠并发症都需要重视，只是有轻有重而已。妊娠后机体适应性改变一旦失代偿，就会出现由于妊娠导致的疾病，也就是妊娠并发症。例如：妊娠高血压、妊娠糖尿病、妊娠急性脂肪肝、胆汁淤积综合征等。并发症出现越早，危害越大。系统的产前保健目的之一就是早期发现、早期识别、早期治疗妊娠并发症，以减少对母亲和胎儿的影响。

孕 7 周未见胎心搏动正常吗

如果孕妈妈在妊娠 7 周做超声检查，只看到胎囊及卵黄囊，没有看到胚芽和胎心，就要引起注意。因为正常情况下，这时可以显示胎心搏动了。但也不要过度悲观，因为受孕时间的不同，也可能有一定的影响。对月经不是 28～30 天为一周期的孕妈妈来说，就可能会因为某些原因（比如劳累、用药等）造成受孕延迟。这时医生会根据孕妈妈的月经情况、同房时间、早孕反应出现时间、有无先兆流产征象，以及测定 HCG 和孕激素等指标，分析可能的原因并做出对症处理。必要时可以在一周后重复超声检查，如果还是没有看到胎心就可能发生胎停育。但如果孕妈妈早孕反应越来越明显，HCG 增加趋势良好，就说明胚胎尚且正常，也可不必急于做超声检查。

营养专家陈伟
贴心提示

怀孕初期应及时补充蛋白质和 DHA

怀孕初期，一定要多吃些富含蛋白质的食物，因为除了孕妈妈自身的需求量有所增加，胚胎的发育和胎盘等胎儿附属物的正常工作也都需要大量蛋白质。而且宝宝大脑的大部分细胞是由蛋白质构成的，因此，孕妈妈要生个聪明、健康的宝宝就一定不要对富含蛋白质的食物"放松"，适当补大豆类、鸡肉、海鱼类、虾、乳类、花生等食物。适当补些富含 DHA 的保健食品制剂也是不错的选择。

营养小食谱
京拌茄泥

【原料】

主料：茄子 250 g。

辅料：精盐、食醋、麻油、味精、大蒜、芝麻酱各适量。

【做法】

①将茄子洗净去蒂，每根顺切成 4 条，放入锅中蒸烂，取出凉透后，轻轻撕成粗条，放在盘内。

②将大蒜去皮，放入臼中加精盐捣成蒜泥，与芝麻酱、食醋、味精、麻油一同调和成糊，倒在茄子上即可。

【特点】

软烂适口，有茄子的特殊清香。含有孕妈妈必需的蛋白质、碳水化合物、脂肪、维生素、矿物质等多种营养素。

第 8 周：
宝宝可以和妈妈一起工作

本周宝宝终于拥有了人的外形，虽然此时还留着一点小尾巴。此时宝宝的身长已经接近 2.5 cm，形状好像一颗葡萄。宝宝的各个器官开始忙碌地发育着，比如牙、腭和耳朵。胳膊变长了，脑袋直立了一些。最可爱的是，宝宝已经会做踢腿、伸腿、抬手、移动双臂的小动作了。

孕期手记——
怀孕了，工作好还是休息好？

记得当时考虑这个问题时，正是我忙碌无比的时候：一大堆节目要录，好几个杂志的照片得拍，每天的日程排得满满的，奔波的生活常常让我忘记了自己是个"孕妈妈"。

对于怀孕这段时间怎么过，我其实早有打算。以前就觉得一旦怀孕了就意味着可以休息了，将拥有一段轻松无比的时光。我打算每天泡在香山脚下的茶馆里，享受灿烂的阳光，品尝纯正的普洱，在键盘上敲下零星的文字，想想都觉得幸福！

家里的钢琴已经两年没有调过音了。每次孩子爹笑话我只会弹一首曲子的时候，我都会告诉他，等我怀孕有了大把的时间，我就去练钢琴。

我还打算趁着怀孕去学一下古筝，捡起多年前练过的毛笔字，去四川、云南、贵州旅游……

总之，十几年来我从来没有大段的闲暇时间，所以我对孕期寄予了厚望，就当是给自己放个假吧。

当然以上都是我怀孕之前的想法。

当我突然发现自己怀孕的时候，我的孕期已经过去了好几周。我想我必须有个详细的计划来好好度过这一段日子，便和孩子爹商量。我以为他一定会比较支持我休假，因为他平时都是鼓励我多休息少工作的，希望我能多拿出一点时间来照顾家里。可是这次完全出乎我的意料，他竟然鼓励我挺着肚子坚持工作。理由是他不知从哪里看了报道，说孕妇最好坚持工作，不容易患上"孕傻症"，就是孕妇抑郁症。因为工作时可以和同事有很多交流，心情会比较舒畅。另外我自己也听人家讲过，怀孕后如果妈妈坚持工作，肚子里的孩子早期接受的外界刺激比较多，有利于宝宝的智力发育。基于这两点，我决定坚持工作到不能工作的那一天。

于是我就这个想法和我的领导进行了交流。她是个年近 60 岁的大姐，非常赞成我能坚持做力所能及的工作，还告诉我过去的人都是工作到生宝宝的前一天才休息的。榜样的力量是无穷的，我准备向母亲辈们学习！

当然，我身边更多的朋友都是一怀孕就开始休息了。我也觉得休息有休息的好处，毕竟孕妇和正常人还是有区别的，需要充足的睡眠和营养。但是如果孕期休息，孕妈妈可能要面对一个人的无聊时光。

我觉得怀孕后坚持上班最大的好处有三个。第一，有人和你分享心得。办公室里从来不缺热情的大姐，遇到各种怀孕问题都会有人帮你解决。第二，因为有事情做，所以时间过得很快，不会胡思乱想。我有个好朋友很早就休息了，她说她在家里想得最多的就是宝宝如果不健康该怎么办。这个问题我也想过，但是因为工作很忙，也没有太多时间去想，所以不会过分忧虑。第三，就是不会缠着老公，这一点最重要。我家宝贝的父亲工作非常繁忙，我怀孕期间他也是经常需要出差。没办法，这是他的工作嘛。我上班呢，正好有很多同事陪我，下班我们也常常聚会，所以倒没觉得太依赖他。

怀孕后，到底该上班还是该休息，我觉得要视情况而定。我的建议就是，如果选择休息，那么就要多参加孕妈妈的活动。准爸爸也应该腾出更多的时间来陪妻子，少让她伤心，远离孕期抑郁症。

当然，我个人还是比较支持继续工作的。如果选择了继续工作，建议量力而行，可以换一个更轻松的工作或项目。我当时就是太累，现在想想很后悔，有点逞能了，要是能更从容一点度过孕期，我一定会幸福很多。

妇产科主任陈倩
温馨指导

怀孕后还应该工作吗

如今，很高兴看到越来越多的孕妈妈活跃在职场上，使她们不再有被社会"抛弃"的失落。妊娠期间孕妈妈的身体发生了很大变化，各个器官系统随着妊娠的进展都有代偿性的变化，体重的增加、体形的变化都会给孕妈妈的出行、工作带来不便。但是如果没有严重的疾病伴随，医生也没有告诫需要停止工作静卧休息，我建议大家还是去上班。当然，特殊的工作环境或过大的工作强度是不利于宝宝发育的，按照国家相关规定需要更换工作和调整工作强度。

孕妈妈上班会给工作单位带来一道亮丽的风景线，会更多地感受到来自同事的温暖。更重要的是，没有脱离自己的社交圈，仍然发挥着自己的聪明才智。像王芳孕期一直活跃在媒体界，似乎一点也没有把妊娠当成一种停止工作的理由。

但任何事情都要量力而行，如果存在许多不利因素，如交通不便等，或者医生建议需要休息的，则可以考虑暂别职场。如果条件允许就在家上班，这也是不错的选择。记住，千万别仅仅为了妊娠而放弃工作，这不是理由，也不是明智之举！

如何系统建立产检档案

发现怀孕了，也决定要宝宝了，就要尽快到医院"报到"，开始系统的产前检查。系统的产前保健是保证母婴健康安全的第一步，所以，每一位孕妈妈都要努力做到。

首先，要根据自己家的位置，选择一家保健医院（最好就是准备分娩的医院，这样医生能对整个孕期的情况了如指掌）。如果患有明显的合并症（比如糖尿病、甲亢、高血压等），最好一开始就去综合医院保健。目前按照妊娠风险级别，国内多采用颜色球分级管理，如果有妊娠合并症或妊娠期间出现比较严重的妊娠并发症，基于医疗能力的限制，你原来选择的妇幼保健院也会将你转诊至综合医院继续保健和分娩。产前检查的内容，按医生的建议一步步做就可以了。

去医院做产前检查之前，还应该到户口所在地的街道办事处办理"围产保健手册"，这样就可纳入本地区围产保健的系统内，而且将延续到产后母婴随访和儿童预防接种免疫等。

宫外孕的判断和应对方法

宫外孕（医学名称是"异位妊娠"）是指胚胎着床在子宫腔以外的区域，比如：输卵管、卵巢、腹腔等，最常见的是输卵管妊娠。由于异位着床的胚胎缺少"厚实"的子宫壁的保护，往往发育不良，还会造成局部组织破裂出血，严重时还会危及生命。

临床上，宫外孕发生率有限，大约为千分之一。正因为先驱症状不明显、不典型（停经、阴道出血、腹痛等），有时往往会被简单地认为是先兆流产。通过超声检查可以确定孕囊是否在宫腔内，这也是医生建议孕早期做超声的原因。另外还可以结合 HCG 和孕激素数值的变化是否理想来判断是否宫外孕。

如果高度怀疑异位妊娠，医生会建议患者入院观察。确诊后，目前绝大多数可以采用药物保守治疗，或腹腔镜微创手术治疗。以往因大出血导致开腹手术的病例已明显减少了。值得注意的是，由于宫外孕病因尚不清楚（有报道称与生殖道炎症或生殖道发育异常等相关），再次妊娠时发生异位妊娠的可能性较无宫外孕史者要高，因此有过宫外孕经历的孕妈妈再次怀孕时一定要格外注意。

哪些因素可能导致宝宝染色体异常

在出生缺陷中，有一部分是属于染色体异常。正常人类的染色体是23对46条，其中有44条常染色体，2条性染色体。如果染色体数目异常、结构异常（哪怕是微小结构异常），都会导致胎儿结构复合性发育异常，而且往往伴有智力障碍、心理异常等情况。染色体异常绝大多数是遗传因素造成的，但如果在排卵期前后受到大剂量的放射线辐射或服用了影响细胞分裂的药物，也有可能发生异常。如果遇到这种情况，就有必要对胎儿进行染色体的检查。在妊娠的不同时期，可以通过绒毛膜活检、羊膜腔穿刺、脐血穿刺等方法获取胎儿细胞，以达到最终的诊断目的。

营养专家陈伟
贴心提示

如何让自己食欲大增

食欲不振时应尽量保持良好的进餐环境，多吃自己喜欢的食物，多选用清淡、易消化的食物来增加自己的食欲。多选择富含优质蛋白质的食物，如鱼类、禽类、奶制品、豆制品、蛋类等，能保证营养的充足，提高机体免疫力。含 B 族维生素丰富的全麦、豌豆、小米、奶类、蛋类、肝脏等，以及含丰富维生素 C 的新鲜蔬菜、水果也有利于食欲的恢复。食物的烹调应以蒸、煮、氽、烧、烩、焖、炖为主，避免大量摄入油炸、油煎的食物。对不易消化或容易产气的整粒黄豆、粗粮、咸肉、罐头等应适当限制食用。

营养小食谱
砂仁鲫鱼

【原料】

主料：鲫鱼 1 条，砂仁 25 g。

辅料：姜丝、葱丝、盐、料酒、油、生抽各适量。

【做法】

①砂仁洗净，舂碎。

②鲫鱼去鳞，内脏洗净，抹干，盐、料酒涂匀鱼身，砂仁放入鱼腹及鱼身上，隔水蒸 12 分钟。

③下一汤匙油爆香姜丝及葱丝，均匀撒在鱼上，淋入少许生抽，即可趁热进食。

【特点】

砂仁有助于改善消化不良、食欲不振、胎动不安及呕吐等症。鲫鱼有改善食欲不振、脾虚胃弱的功效，更能治反胃。砂仁鲫鱼可减轻妊娠时呕吐情况，并能促进食欲，更有安胎作用。

第 9 周：
妈妈舒服，胎宝宝才舒服

本周宝宝终于成了真正的胎儿了！这个称号可不是徒有其表，宝宝的所有器官系统基本上已经形成了，四肢也很清晰。身体上的其他变化也有很多，小尾巴已经消失了，小手指之间已经清清楚楚地分开。身长约 3.8 cm，重约 9 g 的宝宝要开始迅速地成长了。

孕期手记——
剪头发和买裤子

　　一转眼，我们的宝贝已经是两个多月的小精灵了。虽然我们依旧不能实实在在地感觉到他的存在，但是身材的不断变化，似乎在提醒我们，宝宝需要更大的空间了！

　　从这一周开始，妈妈的腰围要进入疯长阶段了！

　　在接下来的一个月中，腰围的增长是最迅速的，原来的牛仔裤可能上周还可以穿，这一周就会觉得有点紧了。但是怀孕以后，一切要以宝宝的健康为前提，所以选择一条合适的裤子就变成了重要的事情。

　　记得有一年在主持健康类节目时，去产科采访，门口有一大堆孕妈妈等着检查。为了穿着方便和舒适，有人就选择穿着秋裤来医院，还是那种很老式的皱皱巴巴的秋裤。那个画面总是让我想起《秋菊打官司》里的秋菊，可是那时那样穿也就罢了。在今天，国际化的孕妈们的裤子还是应该实用、舒适又漂亮。

　　从我自己的整个孕期来看，有两条裤子最常穿，这两条都是牛仔裤，或者说看上去都是普通的牛仔裤。一条是长裤，一条是七分裤，但裤子的腰部是经过特殊设计的：从腹部以上，也就是腰那里是松紧的，没有裤腰，在一大块松紧带的里面，有个小机关，可以用来调整腰围。我这两条裤子一直穿到怀孕的最后时刻，长裤主要在冬天穿，七分的主要在春天穿，裤子的颜色都是深蓝色，牛仔布上磨出竖纹，看上去还很时尚。

其他的孕期裤子自己也买过，朋友也送过。我觉得最不实用的就是背带裤，因为到了怀孕后期膀胱被子宫挤压，总是想上洗手间，背带裤真的很不方便。上个厕所吧，自己都没法系上裤子，还得像千金大小姐一样有人陪着，麻烦别人又辛苦自己。

在怀孕初期，我曾经买过几条红色的条绒孕妇裤，买的时候很喜欢，毫不犹豫就花几百块买回来了，结果就只穿了一次。因为孕期肚子大了，我有点不习惯穿得特别艳丽，显得特别突兀。

后来宝宝出生之后，我孕期的牛仔裤都送给了我妈妈，她正好比我胖，穿着又时尚又舒服。我的建议是，**孕妈妈要学会搭配服装，真的不用在孕期买那么多衣服，以后穿不了就浪费了。**

怀孕之后，你至少需要准备以下衣物：

1. 两件宽大的衬衣。将来身材恢复了，你可以扎着腰带继续穿。

2. 如果是冬天可以买一件棉衣，但是买之前就要想好将来它的归属问题。比如将来妈妈可以穿，就带着妈妈去挑她比较合适的。或者干脆买件男式的，将来给老爸或者老公，反正现在中性衣服很流行。

3. 护膝。孕期一般都会经过三个季节，天气冷的时候，不妨多使用护膝，穿脱方便，而且外穿还很时尚。

4. 孕期牛仔裤。

说了衣服，再来说说我的一头长发。想来其实很可惜，当我知道怀孕之后，就一直在犹豫头发要不要剪掉，因为我的工作性质，头发必须弄得很漂亮，咨询了很多过来人，大家都建议我剪掉。

所以在怀孕进入第9周的时候，我去把头发剪了，但是很快我就后悔了。因为短发其实更难打理，不能烫、不能挑染，黑黑的头发贴在头皮上，要想有型就必须用发蜡，可是那些化学的东西用得多了肯定对身体不好。我就想出了应对办法，戴帽子。宝宝出生后，在孩子刚满月的时候我就去接发了，因为我真的比较适合长发，接完头发后，觉得自己很漂亮。

如果让我再怀孕一次，我可能会选择把长发剪得稍短一点，但会保留到能扎起来的长度，这样反而更好打理。

在这里，我想提醒孕妈妈们，其实孕期发型只要利落和适合自己就好，不一定要违背自己的审美千篇一律地剪成短发啦！要知道，妈妈舒服，宝宝才真的舒服！

妇产科主任陈倩
温馨指导

如何购买孕妇服

在妇幼保健医院或有产科的综合医院附近都会有许多孕妇服的专卖店，各类应季款式可谓琳琅满目，一时让人挑花了眼。

随着妊娠后体形不断发生变化，以前合身的漂亮衣服穿不了了，着装问题提上了议事日程。有些朋友有点偷懒，不是早早地穿一条肥肥的背带裤，就是一直穿着连衣裙，整个孕期着装变化不大，其实大可不必这样。中国人往往比较羞涩，绝大多数的人不愿意展示自己的体形，尤其是妊娠以后。近年来，这种现象有了一些变化，孕妈妈开始注重着装了，也开始去拍"晾肚皮"的孕妇照了。

其实，随便到孕妇用品商店转一转，我们就可以发现无论内衣、外衣均有适合各个孕周的。有时，在门诊与孕妈妈闲聊时，也得知她们越来越关注孕期着装和色彩搭配。

孕期着装应以棉质为主，尤其是内衣。色彩可以艳丽一些，这样可以帮助调节心情。经济条件好的，可以多置办几件孕妇装，在不同的季节、不同的场合更换适合的衣装。

孕期尿频、尿痛怎么办

有些孕妈妈怀孕后不久就总感到尿频、尿急，便以为自己患上了泌尿系统感染。其实得病的概率并不高，但为什么会出现这样的现象呢？下面我来告诉大家。

子宫位于盆腔的正中央，靠几对韧带固定。前面相邻的是膀胱，后面相邻的是直肠。随着宝宝在子宫中逐渐长大，子宫的体积也开始逐渐变大。尤其在孕早期，子宫的前后径增加明显，对前面的膀胱造成了外压性的刺激，也就是说如果以前膀胱中积存 300 ml～500 ml 尿液会产生尿意的话，现在可能积存 200 ml～300 ml 就想去上厕所了，而且还有尿急的症状。大约妊娠三个月以后，子宫底就升到腹腔里了，这时症状会减轻。而到了妊娠晚期，胎儿的先露部（胎儿最先进入骨盆的部位）逐渐深入骨盆，又会压迫到膀胱，所以，孕妈妈又会总想上厕所了。

另外还有一个现象，也是孕妈妈经常会问的，就是"为什么我现在夜里总起夜呀"。

为了保证宝宝的发育，孕妈妈身体中各个器官系统的工作效率都提高了，其中也包括肾脏。即使在孕妈妈睡觉时，它们也在静静地工作着。进入妊娠中晚期，子宫逐渐增大，对盆底及下肢的血管有压迫，造成静脉回流障碍。孕妈妈的足部、小腿经常从下午开始浮肿，到临睡觉时最严重，但晨起睡醒就会惊奇地发现，下肢水肿消失或明显减轻了，这就是肾脏的功劳。孕妈妈在睡觉（最好采用左侧卧位，可以减少子宫对大血管的压迫）

的时候，下肢静脉回流得以改善，白天积存在下肢的多余水分回流到循环里，肾脏就会将多余水分排出体外。这就是夜尿多的原因。当然，如果出现尿频、尿急、尿痛现象，则要及时做尿常规检查，以排除泌尿系统感染的可能，因为孕妈妈属易感人群。如果发生了尿路感染，要及时治疗，否则会增加早产等风险。

如何对待异常的检查结果

孕妈妈的心理承受力往往是最差的（这不是批评）。之所以这样，是她们心中强烈的母爱，希望宝宝的各项检查指标都正常，自己的各项化验指标也正常。

这种母爱可以理解，但我想说的是，大家没有必要因为一点点结果的偏差就觉得天塌下来了，不停地瞎琢磨，钻牛角尖。我还遇到过孕妇的妈妈或婆婆举着化验单、检查报告单来咨询的，因为孕妈妈连自己来咨询的勇气都没有了。这样过分焦虑、担心，会严重影响宝宝的发育。

其实，对待异常检查结果的唯一办法就是寻求医生的帮忙，不能自己瞎琢磨，自己吓唬自己。发现问题不是坏事情，重要的是及时诊断、及时治疗。有时医生的一句话，虽然没有真正解决问题，但详尽解说后，往往会使你破涕为笑，心理负担大大减轻。所以，请相信医生！

使用哪些药物后须终止妊娠

严格地讲，不能绝对断定服用了哪种药物就必须终止妊娠。"是药三分毒"，这虽然是一句老话，但目前谁又能真真正正讲明药物对人体的危害呢，何况是孕妈妈使用药物。由于伦理的限制，任何药物的研发过程都不可能直接在人体上做试验，更不能在孕妈妈身上做试验。药物说明书上关于对妊娠哺乳影响的内容，都是基于动物实验或某些临床观察得出的资料，提供给医生和用药者参考。现在人们可以轻而易举地在街边药店买到非处

060
A 40-WEEK
HAPPY
PREGNANCY
轻松好孕
40周 ♥

方药，而且家里的小药箱也常存有以往治病剩下的药物。所以，凭着自我的经验，得病了，给自己开方拿药的现象屡见不鲜。一天门诊下来，因不小心用药后发现妊娠前来咨询的朋友很多。因此，郑重地提醒大家，不要随意自行用药。

如果在妊娠前后服用过药物，首先要记清自己使用了多少种药物，每种药物的名称，使用的时限和总剂量。医生会根据药物的种类和用药的时间来分析对胚胎的可能影响。但是，目前的医学还没有发展到能用一种简单的化验或公式来特定地评估某种药物对胚胎的风险，所以，医生一般会告诉我们一些相关资料以供参考。此外，不要过度强调用药的风险，因为是因病服药，疾病也会对胚胎造成不利影响。

营养专家陈伟
贴心提示

吃核桃有助于宝宝大脑发育吗

核桃含有比较丰富的锌及维生素 E，有助于胎宝宝神经系统的发育。但是应该注意的是，核桃不是万能神食，吃多了会造成脂肪过剩，从而影响到身体的健康。为此，提倡每天吃 2～4 颗核桃即可。并且尽量吃原味的核桃，减少吃盐吃糖的机会。

营养小食谱
核桃猪腰汤

【原料】

主料：猪腰 1 个，核桃仁 100 g，红枣 10 颗。

辅料：盐适量。

【做法】

①猪腰剖开，切去中间的白筋，用清水浸泡 2 小时，中间多换几次水以去除异味。

②红枣浸软去核，备用。

③将核桃仁与猪腰、红枣一起放在锅内熬煮 2 小时后放入盐即成。

【特点】

核桃可健脑，还可改善孕妈妈的腰腿疼痛。

第 10 周：

孕妈营养均衡，宝宝健康茁壮

本周宝宝的身长大约有 5 cm 了，体重差不多有 10 g，外表看起来像一只小豆荚。心脏基本发育完全了，每分钟要跳 140 次左右。外生殖器也已经发育，胎盘开始形成并发挥着自己的功能。透过薄薄的皮肤可以看到宝宝的眼皮还合在一起，手腕和脚踝已经发育得很好了，小顽皮还时不时地左右腿交替着踢腿呢。

孕期手记——
咖啡、螃蟹、木瓜，孕妇能吃吗？

亲爱的孕妈妈，你有没有感觉到，从这时候开始，不想吃总想吐的时候越来越少了？在本周，孕早期反应即将结束，我们能吃能睡的幸福生活就要来临啦。

对于孕期该吃什么、该怎么吃，我想一千个妈妈有一千种说法。什么多炖汤、多吃鱼、多喝粥、多吃蔬菜水果、多咀嚼坚果等，第一次怀孕的孕妈妈也不知道听谁的好。

其实非常简单，把大家说的仔细研究一下就会发现，这不就是说什么都能吃吗？

营养专家研究出来的膳食宝塔告诉我们，人的身体中各种营养缺一不可。养生专家洪昭光先生说过，每天的饮食要"红黄绿白黑"什么都有点。虽然这些不是专门说给孕妇听的，但是营养学的基础是一样的。

那么反过来，孕妇不能吃什么呢？

讲个故事，我在知道自己怀孕的前一天一口气吃了三只螃蟹。当时正是金秋十月吃螃蟹的好季节，所以当仁不让，吃得那叫一个香。第二天知道自己怀孕了，我一个闺密特别紧张地告诉我："糟了，怀孕是不能吃螃蟹的，小心流产！"我一听也急了，那怎么办，不会对宝宝有伤害吧？赶紧问妇产科主任陈倩医生，她一听就笑我太紧张了，那段对话现在我还记得很清楚。

"其实一般的食品，孕妇都是可以吃的，但是要注意，一种食物一次不能吃太多。你一下子吃三只螃蟹，正常人也会不舒服。怀孕期间要尽量多种类地摄入各种营养，蔬菜、水果、肉类、谷类、菌类都没问题，少吃凉的东西就可以了！"

我又着急地问："那我以前不知道自己怀孕了，每天喝咖啡、茶，身边还有人抽烟，这些都没事吧？"

陈医生说："烟肯定是要尽量远离，包括二手烟。咖啡和茶只要适量，对宝宝都不会有影响。其实怀孕是人生很正常的一段旅途，不要太紧张，尤其是已经吃过的东西，没必要老是担心。烦躁和担心给你身体带来的副作用远远大于喝了一杯咖啡。"

这段话，陈医生可能和很多孕妈妈说过，她自己也可能早已经不记得了，但是对我的影响却是非常深远。

孕妈妈都会时常陷入一种不安中，老是怕自己吃得不对伤着孩子，老是担心哪种营养吃得不够，让自己的宝宝输在了起跑线上。她的话让我踏实了许多，从那时到整个孕期结束，我一直都没亏过嘴，什么都吃。记得有一段时间特想吃辣的，过了几天又想吃甜的了，反正怀孕以后的确经常改口味，所以准爸爸们不要嫌烦，多跑跑腿，让孕妈妈们心里和胃里都舒服，才是合格的老公啊。

我再分享一个自己在孕期的小经验，就是在怀孕第 10 周左右多吃点核桃。中医讲究象形医学，核桃长得像人的大脑，所以一直被称为补脑佳品。孕期这一阶段正是小家伙大脑发育的高峰，吃核桃对大脑发育有好处。不知道是不是心理作用，我女儿出生之后我就觉得她的脑袋圆圆的，很像一颗饱满的核桃。

陈医生说的话你们记清楚了吗？再好吃的东西也不能吃太多，"营养均衡"是孕期饮食一定要记住的四个字。

另外，孕期体重国际标准是总共增长25斤左右，而大多数的中国孕妈妈都会由于狂补而体重超标，包括我自己。虽然我非常注意，然而怀孕到最后也超重了。

为什么不能太胖？后面的内容里，我会专门和大家聊一聊这个问题。

妇产科主任陈倩
温馨指导

如何应对妇科良性肿瘤

在围产保健过程中，通过妇科检查或超声检查，可以发现是否有盆腔肿物。常见的有卵巢囊肿和子宫肌瘤。一般情况下，只要医生判断为良性肿物且不会对妊娠和分娩造成大的妨碍，孕期可以不进行干预。但是，有些中等大小的卵巢肿物（直径10 cm左右，特别是囊实性肿物）在妊娠期容易发生肿物蒂扭转，引发急腹症。有时卵巢囊肿还会有破裂、出血，甚至恶变的可能。妊娠后在雌孕激素的影响下，子宫肌瘤有时会逐渐增大，当增大速度过快时，瘤体会发生缺血性改变，也就是子宫肌瘤红色变性时，孕妈妈会出现腹痛、发热等症状。

妊娠早期可能出现生理性的卵巢黄体囊肿，一般在妊娠三个月后会自然消失，无须特殊处理。但如果卵巢肿物过大，或不排除为恶性肿瘤时，则需要做手术治疗。如果分娩时需要进行剖宫产，则需要对盆腔肿物进行评价处理，但多数情况下它并不是需要进行剖宫产终止妊娠的原因。

孕期腰痛正常吗

当孕妈妈的"将军肚"逐渐挺起来时，腰背痛也会明显起来。随着身体重心的改变以及体内激素的变化，腰背部肌肉、韧带的张力随之变化，容易出现疲劳和疼痛的症状，一般对孕妈妈的影响并不大，只要注意休息，多能自行缓解。

戴隐形眼镜是否影响母子健康

现在的年轻人越来越爱漂亮，戴隐形眼镜的人越来越多了。戴隐形眼镜并不会对妊娠产生什么影响，只要注意眼部卫生就可以了。隐形眼镜需要每天戴摘，如果不注意的话，容易造成眼部感染，随之就要考虑用药问题。所以，在妊娠期换戴漂亮的框架眼镜也不错。

孕期是否需要适当延长睡眠时间

妊娠期间适当注意休息是非常必要的，如果有条件，每天中午能小憩一会儿，是非常有好处的。规律的生活起居至关重要，不能因为不上班了，就想几点起床就几点起床，想几点睡觉就几点睡觉。另外，每个人的睡眠时间不同，也不用强求每一个人都去延长睡眠时间，只要你睡醒后感到体能已经恢复就行。

营养专家陈伟
贴心提示

适当补充 B 族维生素，预防宝宝生殖系统缺陷

本周宝宝的生殖器官开始发育了，孕妈妈除了适当补充钙、铁、锌、

硒、钾等矿物质和优质蛋白质、脂肪，还需要适量补充 B 族维生素、维生素 E，以防止胎宝宝的生殖系统在发育中出现缺陷。

B 族维生素的食物来源主要有谷类、豆类、坚果类、新鲜蔬菜、奶制品、蛋类、动物内脏、瘦猪肉等。但补充维生素时不可过量，合理的饮食就可以满足孕妈妈和宝宝的需要。

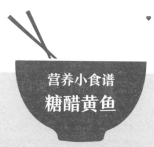

营养小食谱
糖醋黄鱼

【原料】

主料：鲜黄鱼 2 条，胡萝卜、鲜笋、青豆各 50 g。

辅料：葱、糖、醋、酱油、料酒、淀粉、油各适量。

【做法】

①将黄鱼去内脏洗净，划几刀，抹上酱油、料酒，腌制半小时。

②将胡萝卜和笋切成丁，与青豆入水焯一下，捞出。再将葱切末，备用。锅内放油烧至八成热，将腌制好的黄鱼裹上淀粉，放入锅中炸至金黄，捞出控油，盛入盘中。

③用锅内的底油炒香葱末，倒入开水煮沸，放入适量糖、醋、笋丁、胡萝卜丁、青豆，勾芡淋在黄鱼上即成。

【特点】

酸甜可口，色泽鲜亮，增进食欲。含有孕妈妈必需的钙、磷、铁、碘、蛋白质、脂肪、维生素 B_1 和维生素 B_2 等。

第 11 周：
左侧卧位是必须的吗？

本周宝宝已经有妈妈手掌的一半大小了，大约 6.5 cm 长。宝宝的脑袋占了身体的一半，四肢在慢慢地变长，已经可以在羊水中自由自在地动弹了，两只小手可以伸向自己的小脸，开始有了吸吮、吞咽这些小动作。

孕期手记——
一二三，朝左睡

进入第 11 周，我们的小肚子开始凸出来了，孕妇感会更明显。整个怀孕的过程中，我觉得要做妈妈的那种幸福感是一点点升温的，越到后期，幸福指数越高。

我的好朋友 Lisa 和我几乎一同怀孕，一起怀孕更是让我们成为无话不谈的闺密。我清楚地记得，在怀孕第 11 周的时候，她的小肚子上出现了一条浅浅的妊娠线，我很认真地趴在她的肚皮上研究了一下，浅浅的直直的一条。心里不自然地攀比，我的妊娠线一点踪影都没有，怎么搞的呢？孕妈妈就是会这样，一旦别人有的自己没有，就会特别着急。

那几天，我每天早上起来照镜子，首先是看我的小肚子，而不是看脸。看了三天之后有点忍不住了，就给陈倩医生打电话咨询。她笑我多虑，妊娠线不是每个人都会长的，不长也正常，说明不了问题。这下我才踏实了。我就是一个整个孕期都没有长妊娠线的妈妈。

紧接着，另一个烦恼来了。从怀孕第 10 周开始，我的脸上、脖子上开始长青春痘，特别是脖子上，连着长了好几个，也不敢碰，因为挺疼的。

我还发现身边很多孕妇都长痘痘，莫非怀孕让人年轻啦？后来才知道是雌激素分泌旺盛的原因。估计我是属于雌激素分泌特别旺盛的那一类，一直到宝宝出生，痘痘就没停过，但在宝宝满月之后就没有了。要提醒大家的是：一定要注意皮肤的清洁，长了痘痘之后，尽量不要抠它，以防感染。大部分孕妇的小痘痘会在宝宝出生之后自然消失。

好了，接下来进入本期主题，孕妈妈的睡觉姿势。

我一直是个睡觉四仰八叉的人，经常早上醒来发现自己头朝另外一边了。奇怪，怎么转过来的呢？实在想不起来了。

怀孕之后，我也常常是各种睡觉姿势都有，没特别注意过。直到有一天，陈倩医生提醒我，怀孕后要养成左侧卧位的习惯。左侧卧位？为什么呢，原来不是说心脏在左边，要尽量右侧卧位吗？

后来我查了很多资料，看到了很重要的一句话——

左侧卧位可以减轻增大的妊娠子宫对孕妇主动脉及髂动脉的压迫，可以维持正常子宫动脉的血流量，保证胎盘的血液供给，给胎儿提供生长发育所需的营养物质。

这句话很专业，我解释一下，就是说我们肚子里的小宝宝是靠妈妈的胎盘来获取营养物质和氧气的，所以保证充足的血流量特别重要。再说得简单一点，如果睡觉的姿势不好，子宫渐渐长大，压迫了主要的血管，你的孩子就吃不饱。

学到这些知识之后，我就开始实践了。因为以前没注意过，所以开始特别别扭，老是一不小心就朝右睡了。当然也不是让你一夜都必须朝左边睡，可以调整姿势，但是主要姿势应该朝左。而且现在第 11 周问题不大，因为子宫还很小。我们现在主要是为了养成好习惯，到了孕晚期的时候，睡觉的姿势就已经习惯成自然了。

其实我自己的经验就是睡觉时稍微注意一点，夜里醒来发现自己没有朝左睡就有意识地翻身朝左侧睡，时间长了你就会发现，左侧睡觉好像真的很舒服。等有了胎动的时候，你也会发现，胎宝宝也比较喜欢这个姿势。

好了，亲爱的孕妈妈，就从今天晚上开始，让我们养成新的睡姿吧，一二三，朝左睡！

妇产科主任陈倩
温馨指导

孕期正确的睡姿及起床姿势

"恰当的睡姿有助于睡眠"听上去是再明白不过的了，但在妊娠期间，"睡得好"被赋予了更多的含义，一方面是孕妈妈要得以缓解疲劳，另一方面是宝宝也要感觉"舒服"。在妊娠早期睡姿倒不需要特别"较真"，但进入妊娠中期后就要开始注意养成好的睡姿，即左侧卧位。良好的、规律的生活起居以及适当增加睡眠时间也是必要的，如果中午能小睡一会儿，就更"锦上添花"了。

随着妊娠周数的增加，孕妈妈的身子越来越重，睡觉时上床、下床都不方便了，怀孕前的那点麻利劲儿再也没有了。所以，咱们要慢慢来！上床时，先在床边坐稳，用胳膊肘支持：慢慢地侧卧下去，然后再调整姿势。醒来时，最好不要马上下床，先坐一会儿，然后慢慢挪动下肢下床。

什么情况下要进行绒毛膜活检

绒毛膜活检是产前诊断的一种取材手段，用获取的绒毛组织进行胎儿染色体或基因的诊断，以排除先天性遗传异常。以往绒毛膜活检在妊娠两个月左右进行，但有报道称这会增加对胎儿损伤（尤其是肢体方面）的概率，因此现在一般是在三个月左右（11～14周）做。

妊娠11～13^{+6}周的超声检查NT异常、以往分娩过先天畸形胎儿或高龄的孕妈妈，都可以做绒毛膜活检进行产前诊断。相对孕中期的羊膜腔穿刺术或脐血穿刺术，它能更早地做出产前诊断，这是绒毛膜活检产前诊断的最大优势。

导致胎儿畸形的因素有哪些

超声发现了胎儿畸形，随即问题就来了。"为什么我的宝宝会发育异常呢？"就目前的医学进展，尚不能明确造成孕育出缺陷胎儿的原因。有些原因来自父母双方的遗传因素，也有一些外在原因，比如说病毒感染等。在前面我也说过，我们并非生活在真空里，周边有许多我们肉眼看不见的细菌病毒。就以病毒为例，大气中病毒种类繁多，可以通过呼吸道、消化道等途径在我们抵抗力下降的时候"乘虚而入"。为了减少病毒感染的概率，平时注重锻炼身体，保持良好体质是非常重要的。对孕妈妈来讲，尽量少去人口稠密、空气流通不充分的公共场所。必须要去的时候，不妨戴上口罩，尽量把时间控制好。如果身边的家人、同事、朋友有感冒症状时，最好与其保持距离。家中及办公室要经常通风，保持空气流畅。此外，还要记住勤洗手，就可以减少很多传染病的发生。

孕期有必要重复检查项目吗

答案是唯一的，那就是"重复检查是必要的"。为什么？因为妊娠是一个渐进性的过程，孕妈妈的身体处于不断变化的过程中，宝宝处于不停地生长和发育中。所以，每次的产检尽管从表面上看许多项目是重复的，如：重复检查血尿常规，量身高体重、宫高腹围，监听胎心等，显得有些程序化，但却是非常有必要的。

孕期要远离宠物吗

如果孕妈妈家中有宠物，要及时跟保健医生说明。

现在养宠物的家庭越来越多，活泼的小宠物的确给家庭带来了欢乐，但宠物与人类的生活习性不同，罹患疾病也不同。像乖巧的猫容易感染弓形虫，而孕妈妈如果接触到感染了弓形虫的猫的粪便，就可能被感染，进而又传给宝宝，影响其生长发育。其他宠物，像狗狗需要出去遛，在大自然中也容易带"菌"归来。还有的家庭养鼠、兔、鸟、蜥蜴等，都可能带有各种病菌。

养宠物的家庭首先应该定期给宠物注射疫苗，同时做到定期清洗、有病及时治疗等，以减少人因宠物感染疾病的机会。有条件者可在孕期将宠物寄养在他处。

宝宝头臀径小是发育迟缓吗

头臀长是胚胎的一种测量指标，指从胚胎或小胎儿头顶到臀尖的距离。一般在临床上，这是评价孕早期胚胎和小胎儿生长发育情况常用的指标，到中晚期的超声报告中就没有这项指标了。

头臀长与孕周有着非常紧密的关系，一般用以核对孕周。当发现这一指标小于相应孕周理想值时，首先要做的是重新核对孕周，医生会再次询问你的月经周期、末次月经、早孕反应出现时间等，如果此前有过超声检查可以结合来判断，同时医生也会在随后加强观察做出评价。

营养专家陈伟
贴心提示

如何预防酮症的发生

妊娠反应严重的孕妈妈，由于呕吐频繁，食欲减退，身体内的水、钠、钾等营养素大量丢失，容易导致电解质紊乱或发生酮症。如果不能及时改善这种情况，就会严重影响孕妈妈和胎儿的健康。

为预防酮症，孕妈妈的饮食要尽量做到以下几点：

1. 多喝水，每天保证 2000 ml 以上的水分。多吃蔬菜和水果。

2. 不偏食、不挑食，保证营养均衡。

3. 少吃多餐，多食易消化的食物，如蛋白类、蔬菜、水果等。平常身边放一些喜爱的小吃，如饼干、瓜子、话梅等，感到饥饿或恶心时可以吃一点。

营养小食谱
海米炝芹菜

【原料】

主料：嫩芹菜 250 g，海米 25 g。

辅料：精盐、料酒、味精、花生油、花椒、生姜各适量。

【做法】

①将芹菜去掉根叶洗净。把粗的一劈为二，切成 3 cm 长的段。

②将海米用温水泡好；生姜去皮，切成细丝。

③将花生油倒入锅内烧热，放入花椒，炸出香味，捞出花椒即成花椒油。

④将芹菜放入沸水中烫一下（视芹菜的老嫩程度掌握时间，一般约 2 分钟），捞出，趁热撒上海米、姜丝，放入精盐、料酒、味精、花椒油，调拌几下，用盘子扣好，稍焖片刻即成。

【特点】

制作简便，鲜香味美。钙、磷、铁、锌等矿物盐含量尤为丰富，可以为孕妈妈提供蛋白质、纤维素、维生素等营养素。

第 12 周：

在哪里"建档"呢？

本周，宝宝的脸看上去更像"人"了，身长大约有 7.6 cm，体重比上周略为增加。眼睛在头的额部更为突出，两眼之间的距离拉近了，肝脏开始制造胆汁，肾脏开始向膀胱分泌尿液。手指和脚趾已经完全分开了，有些骨骼开始变得坚硬起来。现在宝宝成长的速度快得惊人，而且爱上了运动，总是不停地玩着各种小动作。

孕期手记——
你选好医院并"建档"了吗？

亲爱的孕妈妈，过了这一周，最容易流产的危险期就过去了。我们终于可以松口气了，终于不必担心宝宝不小心"跑"了，这就叫顺利度过前三个月的孕早期。但是路漫漫其修远兮，后面的孕程是越来越艰苦，不是一个"累"字可以表达的。所以调整我们的心态，快乐积极地面对每一天就很重要了。

这一周有一件重要的事情，就是选择医院并"建档"。可能你会觉得生宝宝还早着呢，要这么早联系医院吗？当然得联系。因为从 14 周开始，几乎每 3 周都会有孕期检查，到孕晚期更是每周都有检查。只有按规定做了这些检查，才能知道宝宝和妈妈的健康程度，准确掌握宝宝成长的第一手资料。其中，唐氏筛查、妈妈的血液检查和妇科检查、宝宝健康指标检查，每一项都很重要。

我妈妈每次看着我的检查单，都会说："我们那个时候生孩子，根本没检查过，就是碰运气，所以身边就有同事生出了不健康的孩子。你们现在可真是幸福啊！"的确是这样，围产医学在这几十年间的发展非常迅速，我们赶上了一个好时代。

建档一般有两种情况：

一种是在哪里生产就在哪里检查。我就属于这种类型，第一次检查就是在北京大学第一医院，后来宝宝也是在这家医院生产的。这样的好处就是医生比较熟悉你的情况，便于跟踪监测。

还有一种情况就是在一家医院做孕期检查，然后到另外一家医院生产。我有个好朋友就是这样，她在北京工作到怀孕八个月，这之前都是在北京海淀妇产医院做的检查。后来因为在北京没有人帮她带孩子，所以选择了回老家生孩子。这样也没有问题，但是一定要记住，走的时候要把孕期检查那家医院给你建立的孕期档案复印好了，带回去。档案里有你怀孕过程中所有的检查结果，无论在哪家医院生产，医生都需要提前看这些档案的。

去医院检查也是有窍门的。比如，**正常检查其实没有必要每次都挂专家号。**专家都很忙，有的时候排队要一整天，医院里空气又不好，所以我建议普通检查挂普通号就可以了，如果哪一项指标不正常，可以挂个专家号咨询一下。

另外，**最好选择离家比较近的医院，**到了孕晚期经常跑医院不受罪。我有一个朋友，家住在北京西四环，怀孕之后选择了在东四环附近的北京妇产医院北京妇幼保健院，每次检查都需要穿过整个北京城，有时候路上来回要4个多小时，中途还要下车找厕所，特别不方便。其实她家附近就有海淀妇幼等医院，条件也都很好，只是她觉得怀孕了就只能去妇产医院，大概是心理需求吧！

每次检查时要记住带一支笔和一个小本子，因为经常需要填写一些个人资料，而医院常常只有一支笔，大家排队等着用笔，浪费了好多时间。小本子主要是用来记一下每周自己的体重增长情况和腰围增长情况，这样可以帮你及时发现问题，比如这几周体重长得慢，是不是胎儿有什么问题了呢？及时把自己的感受和发现记录下来，和医生交流的时候也便于医生掌握情况。亲爱的孕妈妈，这件事可不能偷懒啊！

后来女儿出生了，我的那个小本本一直保留着，我想那是一段人生记忆。每次看到它，我都会想起自己挺着肚子跑医院的情景，作为女人，这可能是一辈子中最美丽的一段时光。

妇产科主任陈倩
温馨指导

如何选择孕检医院

如何选择医院这个问题，王芳已经说了挺多的，从孕妈妈的角度来讲已经非常全面了。作为妇产科医生，从专业的角度来讲，我更建议孕妈妈的产检和分娩是同一家医院，因为一家医院有相对自成一套的产检流程，同一家医院的医生和护士都非常熟悉，很容易快速了解你的情况，而且经过孕期的了解，你对医院和医生也不觉得陌生了，不会那么紧张。需要提醒的是，如果你有比较严重的妊娠合并症和并发症，一定要选择综合医院（尤其是有新生儿科和新生儿重症监护病房），因为要面对有可能出现的母亲和胎儿的综合治疗。

至于是挂普通号还是专家号，就因人而异了。我刚才说了，一家医院都有相对自成一套的产检流程，即使你看普通号，一旦出现异常时，也会建议你去上级医生的门诊。在我的工作中，我体会到的是，看专家号的孕妈妈一方面是需要高质量的服务，另一方面是对某一位医生的信赖，所以，互信是非常重要也是非常可贵的感受。

孕妇患有哮喘病、甲状腺疾病会对胎儿造成什么影响

尽管患有哮喘病、甲状腺疾病的孕妈妈不是非常多，但还是需要重视。

哮喘病发作一般都有诱因，比如对什么东西过敏或严重的呼吸道感染等。在妊娠期如果哮喘频繁发作，势必对孕妈妈和宝宝都没有好处。所以，孕妈妈在生活中应尽量远离过敏的物质，预防呼吸道感染，一旦发生呼吸道感染要积极治疗。此外，有哮喘病的孕妈妈不能使用前列腺素类的药物，因为此类药物可以引发气管痉挛。有哮喘病的孕妈妈有些加强子宫收缩的药物也是不能用的，所以，有哮喘病一定要跟医生说。

甲状腺疾病包括甲状腺功能亢进（简称"甲亢"）、甲状腺功能减退（简称"甲减"）、各类甲状腺炎、甲状腺肿瘤等。如果妊娠前已明确诊断，那么在准备怀孕前最好去医院咨询，必要时调整药物。甲状腺是重要的内分泌器官之一，在妊娠和分娩过程中都有举足轻重的作用，分泌功能也是动态变化的。所以，妊娠期间针对甲状腺疾病的药物治疗会根据定期检测的甲状腺功能的指标不断调整，患者可能会穿行于产科和内分泌科之间，不要逃避这种麻烦，因为联合治疗、联合保健非常必要。对于没有甲状腺疾病的人群，在孕早期进行甲状腺功能筛查也是非常必要的。

孕期检查越多越好吗

一般产前检查在妊娠前六个月，需要每3~4周检查一次；妊娠24~36周时，每2周检查一次；36周以后每周检查一次。这是目前我国围产保健的常规次数，而且针对的是身体正常的孕妈妈。

如果医生发现孕妈妈身体出现了一些问题，无论是体格检查还是辅助检查，都有可能会建议增加复检的次数，甚至要求入院进行进一步的检查和治疗。我总跟孕妈妈说，由于整个孕期她们不可能每时每刻都在医生的视线里，所以，最重要的是按照医生的要求（每一次产检后医生都会有具体的医嘱）学会自我保健，一旦有不适出现，应该自觉、主动、及时到医院就诊，以免错过最佳诊治时机。

孕妈妈长痘痘是怎么回事

孕妈妈在享受孕育新生命的快乐的同时，也发现自己的身体出现了一些不希望出现的变化，如长痘痘等。有的孕妈妈说青春期时我的脸都是干干净净的，怎么现在出现了小痘痘？

其实，这是妊娠后激素惹的祸。小痘痘有的出现在面部，还有的出现在前胸和后背。有时会觉得刺痒，有时还会继发感染出现小脓头。

既然是妊娠带来的，在某种程度上来说，我们只能与其共存。因为我们不可能针对小痘痘进行治疗。孕妈妈可以做的，就是少吃刺激性的食物，注意皮肤卫生，减少使用碱性过高的洗面奶、沐浴露等。如果局部有感染，可以请医生做局部处理。

营养专家陈伟
贴心提示

孕妈妈前三个月增加多少体重最合适

前三个月是宝宝大脑发育的关键时期，所以很多孕妈妈十分注重前三个月的营养摄入。同时，在经历了至少一个月的恶心呕吐期后，很多孕妈妈在第三个月食欲好转后容易变得"饥不择食"，这样就可能导致体重增加过多。我们建议整个怀孕过程孕妈妈体重增加 10 kg～12 kg，而在前三个月体重增长缓慢或者与孕前体重保持一致都是比较理想的状态。不过平时还是要保证一日三餐中优质蛋白质和能量的充足，高脂肪食物和烹调油则应注意减少。

营养小食谱
苋菜炒肉丝

【原料】

主料：苋菜 500 g，瘦肉 200 g。

辅料：生姜 1 片，生抽、糖、淀粉、料酒、水、油、盐适量。

【做法】

①苋菜洗净，择取嫩的部分。

②瘦肉洗净切成细丝，加入淀粉、生抽、油、糖、料酒等，腌约 20 分钟。

③姜片切细丝待用。

④将一杯水倒入锅中煮沸，加入盐，再放苋菜，略煮后捞起；再浸入冷水中，过一会儿捞起，沥去水分。

⑤起油锅，放入姜丝略爆炒后，再放入肉丝同炒，炒熟肉丝后放入苋菜、盐，猛火快炒即成。

【特点】

苋菜含大量铁质，比菠菜还要丰富，又含大量维生素 A、维生素 B、维生素 C，除可为孕妈妈补血、补肝外，更有滑肠通便的功效。

孕中期提示

- 第 13 周左右就会有一次 B 超 NT 检查，千万别疏忽这一次检查，这可是孩子是否健康的试金石。

- 内衣在整个孕期大概需要调整三次：第一次是在怀孕三个月左右，第二次是在孕晚期，第三次是在孩子出生前，可以购买哺乳期内衣。

- 进入妊娠中期，孕妈妈的子宫从盆腔升入腹腔中，这时就可以从腹部听到宝宝的心跳了。

- 第 15 周有一项重要的检查——唐氏筛查。

- 现代的围产医学早已经证明，怀孕期的孕妈妈不适合狂吃乱长，整个孕期体重增加最好不超过 25 斤。

- 较早的胎动出现在第 15 周，但是初孕者感受到胎动的时间可能会晚一些。

- 孕期如果要洗牙，那么在孕中期洗会比较合适。

- 在孕中期，孕妈妈们一定要记住，有一次很重要的 B 超检查——超声排畸检查。

- 平时注意锻炼身体、保持营养均衡、注重胶原物质补充，妊娠纹出现的概率就会低很多。也可以通过使用各种富含维生素 E 的护肤品来减轻妊娠纹或延缓妊娠纹的出现。

- 第 24 周，需要做空腹抽血的血糖检查，即糖筛。

Part

Two

孕中期

13～27 周

A 40-WEEK
HAPPY
PREGNANCY

第13周：
血液检查有多重要？

本周的宝宝已经长到了 10 cm 左右，胎重达到了约 25 g。脸上的特征更明显了些，比例更加匀称，再也不是奇怪的"大头娃娃"了，看上去更为精致。两眼之间的距离逐渐缩小，耳朵也已就位，能"偷听"到妈妈的说话声了！嘴唇能够一张一合。脖子也已经完全成形，能够支撑起大脑袋了。

孕期手记——
前方高能！要抽血啦！

我从小就很害怕抽血。因为我很瘦，血管太细，经常一针扎不到，扎到了吧，还常常因为过于紧张，血抽不出来。最夸张的时候，三个护士帮我挤血，想想瘦弱的我被"折磨"的样子，就可怜自己，所以一到医院检查身体我就手脚冰凉，紧张不已。

应该说，怀孕期间是我长这么大抽血最频繁的一段时间。**正常情况下，整个孕期至少需要抽血四次，**而我由于怀孕后期血糖偏高，还多抽了几次。抽多了我也就不害怕了，好像麻木了，抽血这件事变得特别容易。当了妈妈之后就会发现，自己真的变得坚强了，似乎什么都可以承受了。

我怀孕后第一次做血液检查是在第13周。主要就是检查有没有传染病、肝肾功能以及血型等。我当时觉得自己算是比较早做抽血检查的，可是后来听说我绝对属于"后知后觉"。因为这样基础的血液检查其实可以更早一点做，万一有问题，也好早做决定。当然，最晚不能超过第13周。

如果血液检查有问题怎么办？我的原则是：但凡不正常就无条件

听医生的，千万别随便信什么偏方。因为这个时候只能相信最科学的方法。

如果到了怀孕第13周，你还没有到医院去就诊、建立档案，可能就真的不是一个称职的孕妈妈了。

也许你会说，我们母亲那一代在生孩子之前可能没有做过任何检查，稀里糊涂也就过来了。但要知道，那是当时的条件不允许，如今的围产医学发展非常快，这是社会进步给咱们带来的福利，干吗不享受呢？另外，13周左右就会有一次B超NT检查[1]，千万别疏忽这一次检查，这可是孩子是否健康的试金石。

从这一周开始，孕妈每隔3周左右就要去医院做一次比较全面的检查。每次检查完医生都会告诉你下次哪天再来检查，记得最好早一点就预约，省得下次来再排大队。

我怀孕那年是31岁，在我的父母眼中，绝对算是大龄产妇。我看了一些书，好像也是这样定义的，30岁以上是大龄产妇，35岁以上是高龄产妇。但是我觉得自己身体素质还算不错，也没觉得自己特别大龄，心态一直很乐观。这年头，很多人都会选择在30岁之后结婚生子，所以大龄产妇就越来越常见。

对于大龄产妇，我有几点自己的亲身经历想和大家分享。

第一，别逞强。毕竟有科学研究表明，年龄大怀孕时出现问题的概率会更大，更容易出现流产或胎停育的情况。所以，咱得尽量注意，危险动作要少做，工作压力要适度调整。

第二，要认真细致地做好每一项孕期检查。不要因为时间不够，就自己把检查里那些看上去很普通、似乎没什么意义的项目给删减了，比如量体重、测血压，而这些项目在检查中都可能发现问题。

---

[1] NT检查，是指用B超测量胎儿颈部透明带的厚度，用来判断胎儿是否合并有染色体畸形，或者是心脏畸形等先天性的疾病。

086
A 40-WEEK
HAPPY
PREGNANCY
轻松好孕
40 周
♥

第三，也不必因为年龄的问题过分紧张，动都不敢动了。 我有个闺密就是这样的情况，37 岁怀孕之后就一直在床上待着，除了吃就是睡，结果整个孕期体重增长了近 70 斤，而且还患上了很严重的妊娠高血压。在孩子快 4 岁时，她的身材也完全没有恢复，高血压一直伴随着她。

所以，凡事得有度。大龄孕妇就得更准确地拿捏好这个度，谁让咱该生孩子的时候没赶上那拨呢，现在既然晚了，就得付出更多的心血。

妇产科主任陈倩
温馨指导

如何看懂验血单及 B 超单

现在医院几乎都是患者自己去取化验报告单，所以，拿到报告，大家就开始对那些上上下下的"箭头"焦虑起来。各种化验报告单上，每项化验结果后面都有正常值范围的参考，但这个所谓正常值是根据大量正常人群所获得的数值，并不一定代表妊娠期的正常值。所以，如果孕妈妈的化验数值稍稍高于正常值或稍稍低于正常值，大可不必紧张。另外，我们还要注意一下我们留取标本的方法是否正确。举个最常见的例子，尿常规的结果最容易出现小问题，比如：尿蛋白＋、白细胞多量、鳞状上皮可见等等。尿标本的留取，需要有一定的准备。首先，孕期我们建议做尿检是应该在餐后 2 小时，这样可以避免不必要的酮体的干扰。具体做法是，将外阴洗净或擦拭干净，喝适量的水，使膀胱适当充盈，留取中段尿液。如果有出血情况或阴道分泌物较多，可以用干净的棉球或纸巾将阴道口遮挡，以免分泌物"污染"尿液，影响结果。一般医生都会仔细讲述留尿的注意事项，按要求复查后大多数都是正常的。

无论是化验报告单还是超声报告单，对结果的理解我有以下几点建议：

1. 一定要请医生解释化验结果和意义。

2. 不要将不同医院、不同实验室的"同一检查项目结果"相比较，因为试验方法不同，正常参考值可能不一样。

3. 不要随意"自查资料"去评价自己的报告单是否正常。经常见到孕妈妈自己上网去找正常值，将自己宝宝的超声结果"对号入座"。要知道不同的正常值来源于不同的种族、不同的人群，其权威性有待评价，而且对于某一指标的测量方法不一样，正常值也会有差异。

如何应对子宫颈机能不全

子宫腔是宝宝生存的空间，从外形看，像一个倒置的大口袋，宫颈就像口袋的扎口，宫颈的闭合功能就像扎口绳子的作用。可想而知，随着宝宝的生长、羊水量的增加，子宫内部的张力也会逐渐增加，如果宫颈的作用不强，就如同扎口袋的绳子松了，袋口就会打开，宝宝在宫腔里也就待不住了。临床上对这样的病症称为"宫颈机能不全"，有这种病的患者以前往往会有多次的晚期流产史或早产史。

我曾经在门诊就碰到这样一个病人。她从山东来，怀孕 12 周了，之前已有 4 次流产历史，这让她及家人承受了巨大的打击。半年前她在北京协和医院进行了确诊，医生用 7.5 号扩宫棒很容易地通过了宫颈管，现在来我们医院做宫颈环扎术。巧的是当天出门诊时，还见到一位妊娠 23 周的孕妈妈，她刚做完超声检查，报告中显示"宫颈内口扩张 2 cm，前羊膜囊嵌入颈管内 2.5 cm，残余宫颈长度 0.5 cm"。查体并未发现有宫缩和阴道出血等，又是一个非常典型的宫颈机能不全病例，现场处理——急诊入院！

因此，有多次晚期流产史、早产性胎膜早破、早产史的病人一定要警惕宫颈机能不全的存在。现在，很多医院在妊娠中期的超声中开展对宫颈管长度的测量，主要是预测早产的发生概率。可大多数孕妈妈对妊娠期间进行阴道检查和超声有顾虑，其实大可不必！对于宫颈机能不全最稳妥的治疗方案就是在妊娠 14 周后预防性进行宫颈环扎术，情况紧急时医生会采取急诊手术。

哪些宝宝需要做超声心动检查

目前在全国范围内，胎儿期先天性心脏病的检出率还不甚理想，这主要是因为宝宝心脏小、心跳速度快，又不能"配合"显示理想的检测平面等。在胎儿筛查超声时，通过了解四腔心平面、左右室流出道平面情况，虽大大提高了筛查率，但进一步检查还需要进行胎儿超声心动图的检查，以提高检出率。除了已发现结构异常或心律异常的宝宝要做超声心动检查，如果孕妈妈有以下情况时，也需要给宝宝做此项检查：以前生育过有先天性心脏病的宝宝；自身患有先天性心脏病、糖尿病、免疫系统疾病、甲状腺疾病等；孕早期接触过大量放射线或服用过风险药物等。当然，胎儿超声心动检查虽能发现大部分病例，但有时还是要在新生儿时期做进一步检查来确定。

哪些孕妈妈需要做染色体检查

对存在下列情况的孕妈妈，我们建议最好进行染色体检查：

1. 高龄孕妈妈（分娩年龄 ≥ 35 岁），无论是初产妇还是经产妇。

2. 曾分娩过出生缺陷胎儿。

3. 有两次以上不明原因自然流产或胎停育史。

4. 有不明原因死胎、死产史。

5. 唐氏筛查高风险度者。

6. 妊娠早期接受过大量放射线照射或服用过风险药物者。

7. 其他。

营养专家陈伟
贴心提示

有助宝宝牙根生长的饮食

本周胎宝宝的生长发育速度开始加快，尤其是骨骼和牙根，所以孕妈妈应多吃些含钙丰富的食品，如肉类、鱼类、蛋类等。孕妈妈在妊娠前期每天需要的钙量为 800 mg，孕中期为 1000 mg，孕晚期为 1500 mg。

爱吃甜食的孕妈妈要多加注意了，可以尽量选择低糖食品，多补充奶制品。

营养小食谱
东坡豆腐

【原料】

主料：老豆腐400g，水发香菇2个，小白菜心2个，火腿6g，冬笋14g。

辅料：花生油、葱、姜、料酒、盐、面粉、老汤适量。

【做法】

①将葱、姜切成末，将冬笋、香菇和火腿切成片，备用。

②将豆腐切成长块，撒入盐、面粉。将油锅烧至八成热，放入豆腐块炸至金黄，捞出控油。

③锅内放油加热，放入葱末、姜末、老汤、料酒、盐、豆腐、白菜心、火腿片、冬笋片，用小火慢炖15分钟，再用大火收汁即可。

【特点】

含有丰富的钙和铁，可预防孕妈妈缺铁性贫血，促进胎宝宝骨骼和牙齿发育。

第14周：
"长椅时光"：内衣的秘密

本周宝宝已经长到 12 cm 左右，体重也将近 30 g。宝宝身上那个独一无二的特征——指纹已经出现，它将使你的宝宝与众不同。宝宝脸上发生了许多重要变化，下腭骨、面颊骨和鼻梁骨等都开始形成，而且耳郭也开始向外伸出。身体上，脊柱、肝和肾都在努力发育着。现在，宝宝已经可以做出一些表情了。

孕期手记——
长椅上的美好时光

　　写下这个题目，我的脑海里就呈现出那幅美丽的画面：医院产科门诊的门口，两大排长椅，一个个挺着肚子的孕妈妈排排坐，等待一项又一项的检查。一束温暖的阳光透过走廊的窗户折射下来，照在洋溢着幸福的脸庞上……

　　整个孕期 280 天，至少要做 10 次检查。如果是在北京、上海、广州这样的大城市里的三甲医院，每次检查的等候时间大约要 2 小时。最初坐在那里时，常常会感到焦躁不安，不知道做什么好。周围的人一个也不认识，而所有的丈夫又被拒之门外，就会发愁这么长的等候时间无聊死了。

　　我生活中是那种见了陌生人会很紧张的性格，不是特别会和陌生人打交道。但是我很幸运，总是可以碰到性格开朗的孕妈妈。记得有一次，正当我百无聊赖的时候，一位孕妈妈问我："你怀的是男孩女孩？"我哪儿知道啊，便摇摇头。

　　她看着我说："那你也没让老人帮你看看啊！"

　　我笑了，"谁家老人能看得出来？"

她说："老人们都说了，尖肚子是男孩，圆肚子是女孩。你站起来我帮你看看啊！"

我将信将疑地站起来，旁边几个妈妈也立刻往这边凑。

我们挨个儿站起来看肚子，看走路姿势，判断肚子里的孩子是男孩还是女孩。其实大家心里都明白，这就是一个游戏，可是却津津有味，直到医生叫我的名字了，我还意犹未尽呢！

还有很多孕期的知识，也来自长椅上的交流。

比如，有一次几个孕妈妈在聊孕期买内衣的事情。本来我觉得这是个特别私密的话题，不好意思开口，但是的确不知道该怎么买，买多大的合适，所以看似不经意的我，其实一直竖着耳朵听呢。后来觉得听已经不过瘾了，干脆加入了讨论，特别自然的"孕期知识研讨会"！

因为大家怀孕的月份不同，过来人就会告诉你，**内衣在整个孕期大概需要三次调整：第一次是在怀孕三个月左右**。这个时候孕妈妈就会感觉到胸胀，过去的内衣不能继续穿了，需要到专业的孕妇用品店购买孕妈妈专用内衣。注意，因为这次的内衣只能穿四个月左右就要淘汰了，所以**不用买太贵的，只要合适并且是纯棉的就可以。第二次是在孕晚期**。这个时候乳房会突然增大，为即将哺乳做准备。所以我们上一次买的内衣就不够用了，需要再次购买，**买那种前面肩带可以解开的内衣就可以，便于将来哺乳**。这次至少要买两件，因为孕后期孕妇出汗多，而且可能会有乳汁溢出，所以几乎天天得洗。**第三次是在孩子出生前可以购买哺乳期内衣，当然也可以继续使用孕后期的文胸**。

这些知识都是"长椅上的收获"。另外有些妈妈说，怀孕之后比较懒，有的时候连内衣都不穿。这可不好，将来宝宝出生了，咱身体都变形了，生活品质可是会下降的。

后来，渐渐地，我爱上了长椅上的等待时光。有的时候不忙，还会专门早一点去，就是为了和孕妈妈们聊天，每次都有收获。

当然，要提醒大家的是，孕妈妈们聊天时切忌攀比，比如人家和你孕周差不多，但是早就感受到胎动了，你却总是没有动静，就会自己着急。其实每个孩子、每个妈妈体质不同，听人家的经验就好，没必要啥事都比较一番。

后来，因为工作关系，又去以前产检的医院采访过，每次路过产科门诊，我都会回头多看几眼，怀念那一段快乐的"长椅时光"。

妇产科主任陈倩
温馨指导

高龄孕妈妈需要注意什么

现在高龄孕妈妈真是不少，除了少部分经产妇以外，更多的是高龄初产妈妈，有时真敬佩她们为了学业、为了事业这么晚才要宝宝。且不说她的宝宝上大学时或工作时她多少岁，产科医生更担心的是现实的妊娠期和分娩期问题，因为高龄孕妈妈是高危妊娠人群的一部分。所以，高龄孕妈妈更要保护好自己，要注意以下几个方面：

1.怀孕前要做好咨询和体检。我还真遇到过一心扑在工作上，到孕检时才发现原来自己患有严重的慢性肾脏疾病的女性。孕妈妈要尽早开始正规的产前检查，如果以前有严重的合并症或孕期有严重的并发症，就要去综合医院做保健。

2.除了常规的检查项目外，对高龄孕妈妈的额外关注项目就是产前诊断。随着孕妈妈年龄的增加，宝宝出现染色体疾病的概率会大大增加，所以，现在我们国家要求高龄孕妈妈做胎儿染色体的检查。然而实际上，无论医生多么耐心解释，许多高龄孕妈妈依然果断地签字"拒绝羊水穿刺和胎儿染色体检查"，看到这样的场面，真是很无奈。

高龄孕妈妈一般学历较高、职场经验丰富，有时个别人会比较"固执"。当然，也正是因为这样的背景，大多数情况下她们还是会与医生很好地进行理智、智慧的沟通，我想这才是我们共同的需要。

怎样听胎儿的心跳

进入妊娠中期，也就是怀孕三个月以后，孕妈妈的子宫从盆腔中升入腹腔，这时就可以从腹部听到宝宝的心跳了。以前都是医生用特殊的胎心听筒来听，但孕妈妈听不到。现在好了，一般都是便携式多普勒胎心仪，医生和孕妈妈就能同时享受到那动人的心跳声了。我有时会碰到做产检的孕妈妈拿出手机录上一小段，然后回去与家人分享。我想每一位孕妈妈在每一次产检时盼望最多、最享受的，莫过于听宝宝心跳了。我也经常能看到孕妈妈第一次听见宝宝心跳声时，眼中幸福的泪花！似乎只有此时，孕妈妈才真真正正觉察到宝宝的存在，也是从此时起，母亲和宝宝之间的交流更真实了。

为了感受这种幸福，有些孕妈妈自己去买胎心仪或听筒打算在家听。可是由于没有经验，找不准位置，和准爸爸一起听的时候，那真叫满肚子去找啊！于是就诊时就会着急地询问医生，自己为什么听不到？其实大家倒不必这样心急，因为一旦你感觉到胎动以后，通过感觉胎动，就能在以后的每一天真实地感受到他的生命了。

孕妈妈如何应对腹泻

妊娠后有些孕妈妈的口味发生了改变，喜欢吃凉的、辛辣的东西，这些都会刺激胃肠，增加肠蠕动；而有些孕妈妈则变得"饥不择食"，不注意饮食卫生，吃了不干净的东西，造成感染性的腹泻。

　　为了避免这种风险，孕妈妈平时要注意饮食卫生。我们说，孕妈妈没有绝对不能吃的东西，但一定要适中、适量，根据自己胃肠的功能选择食物。因为妊娠后在激素作用下，胃肠蠕动会减慢，食物在胃内停留时间变长，还会出现便秘等不适。

　　一旦出现腹泻，孕妈妈一定要引起重视，因为这会增加流产和早产的风险。但也不要慌张，应及时去医院进行检查，并尽量带一份粪便标本送检，以及必要的血液检查。如果是感染性腹泻，那一定要按医生的建议使用抗生素和其他药物；如果只是胃肠功能紊乱，那么通过调整饮食，几天就能恢复。如果在此期间，出现腹痛、宫缩、阴道出血、阴道流液等不适，则要到产科进行检查，以便积极处理，预防流产和早产的发生。

阴道炎的症状及处理方法

　　妊娠期间很容易患有生殖道感染，阴道炎就是其中的一种。我们知道女性阴道是与外界相通的，阴道口与尿道口、肛门比邻，很容易相互污染。此外，性生活也可能传播疾病。

　　妊娠期间由于激素的变化，阴道内的环境易发生变化，容易导致炎症的发生。严重的阴道炎症会上行通过宫颈管造成绒毛膜羊膜炎，引起流产、早产、胎膜破裂等，有时还会导致新生儿感染。

　　阴道炎的表现主要为外阴阴道不适感、瘙痒、疼痛、分泌物形状异常、出血等。医生通过相应的检查，以甄别感染的病原体，进而进行针对性治疗。而患有糖尿病的孕妈妈特别容易患上真菌性感染，还容易反复发作，所以治疗原发病也非常重要。

　　如果孕妈妈出现阴道炎症，一般会建议孕妈妈采用阴道置药的方法进行治疗，这种局部用药的方法能直接作用于病变区域，而且用法也方便。所以孕妈妈一定要咨询好上药的注意事项，并且一定要按要求做，只有这样才能保证疗效。需要注意的是，用药治疗后还要遵医嘱进行定期复查。

营养专家陈伟
贴心提示

有利母子健康的镁元素

本周，胎宝宝的发育非常快，脑部、心脏等器官已经差不多成形了。为了使宝宝的各个组织器官、肌肉以及机体运动能力得到全面而顺利的发育，孕妈妈对各种营养素都不能忽视。

镁元素直接影响胎宝宝的肌肉和骨骼发育，而且在提升胎宝宝健康水平的同时，还可以帮助孕妈妈的子宫在产后更好地恢复。含镁较多的食物有肉类、鱼类、海产品、豆类、谷类、绿叶蔬菜、桃、苹果和坚果类等。

营养小食谱
韭菜炒鲜虾

【原料】

主料：韭菜 250 g，鲜虾 150 g。

辅料：葱、姜、植物油、黄酒、食盐各适量。

【做法】

①将韭菜洗净，切成 3 cm 长的段；鲜虾剥去壳，洗净；葱切成段；姜切成片。

②将锅烧热，放入植物油烧沸后，先将葱姜下锅煸香，再放虾和韭菜，加黄酒，连续翻炒，至虾熟透，放盐，起锅装盘即可。

【特点】

清香味美，补血养血。

唐氏筛查要做吗？

本周宝宝的身长在 14 cm 左右，体重可以到 50 g 左右，生长速度会十分快。一层细细的绒毛已经悄悄地覆盖在了宝宝的身上，到出生后会自然消失。腿变得比胳膊更长，手指甲已形成了。宝宝四肢的动作更加灵活了，所有的关节也可以活动了。为了帮助肺好好地发育，宝宝最近在忙着"吸进"和"呼出"羊水。

孕期手记——
控制体重和唐氏筛查

到了怀孕第 15 周，有两件事一定要说说了，那就是孕期体重控制和唐氏筛查。

孕妈妈们，到今天你的体重增加了多少呢？我自己的感觉是这段时间比较能吃，但是体重增长得并不是很多，大概不到 10 斤。孕期的体重控制好像不是每个妈妈都可以接受的话题，因为在很多人的印象中，怀孕时似乎天经地义就应该很胖很胖。中国的妈妈婆婆们也会一再强调注意营养，狂补，肚子里的孩子才能健康。

但是，多吃，无限制地长胖，孩子就真的会长成健康宝宝吗？

先来看一个我身边的例子。我有一个闺密，我俩前后脚怀孕，孩子差半岁。她就属于没太控制型的，整个孕期长了快 70 斤。我清楚地记得她即将生产的时候，远远地走来就像一座山一样，挽着她进产房时我觉得都快被压趴下了。直到后来孩子 2 岁了，我们还经常说起怀孕时体重的事情。在孕期她虽然胖了很多，但孩子却没长肉，出生时只有 6 斤多一点，虽然孩子很健康，可是她肚子上的"游泳圈"想减下去几乎是不太可能了。

现代的围产医学早已经证明，怀孕期的孕妈妈不适合狂吃乱长，整个孕期体重增加不超过25斤最好。长得多了，会让妈妈不健康，妊娠高血压、妊娠糖尿病与孕妇的体重都有很大关系。我其实很注意健康饮食和健康长体重，但是到宝宝出生时，我还是长了33斤，而且我家宝宝还是早产，要是不早产的话，估计我也要长40斤左右。当然这是后话，只是想在这一周早点说说体重的话题，让大家知道，健康是最重要的，太胖就叫不健康。

在第15周的时候，还有一件重要的事情一定要说，那就是唐氏筛查，这种检查非常简单，就是抽管血液来化验，然后看结果是高危还是低危。这个检查主要是筛查"21-三体"，这个词很陌生也很专业。我查了一下资料，简单点说就是我们每个人都有46条染色体，也就是23对，只有它们排列正常时我们的身体才是健康的。所谓"21-三体"就是第21对染色体旁多长出一条，别小看这一条染色体，它可能会导致宝宝"先天愚型"。我在《发展心理学》这本书上看到，在美国统计的数据是每500个孕妇中就有一个胎儿可能会出现这样的问题，所以提前筛查太重要了。**这项检查是在孕妇知情同意之后才做的，我建议一定要做。**而且如果结果是高危，就应该选择做"羊水穿刺"。我在第19周的文章中专门写了关于羊水穿刺的内容，如果需要可以去了解一下。

怀孕之后，我总会特别担心孩子的健康问题，可能很多妈妈都有过这样的经历，总是心神不宁，身体稍有不适就会坐立不安，整个人紧张兮兮的。大概有那么两三周的时间，我老想哭，老觉得委屈和担心，我想再这样下去的话，就要得孕期抑郁症了。我看过大量的心理学书籍，知道很多抑郁症在早期是可以通过自己的努力来调整的。所以我决定换一种思维方式，总是想我家孩子是最健康、最棒的。积极的心理暗示特别重要，和别人交流的时候我也会说我很快乐，每当情绪不佳的时候我都会赶紧调整，和肚子里的孩子对话：

"宝贝，你特别健康，是吧？"

100

A 40-WEEK
HAPPY
PREGNANCY

轻松好孕
40周

"宝宝，妈妈在叫你，你听到了吧？"

"妈妈给你唱首歌吧……"

这样很快我就进入了自己设计的妈妈情境中，心情就好了很多。一直到孕期结束，我都坚持这样积极暗示自己，果然，后来我女儿非常健康。

妇产科主任陈倩
温馨指导

什么是唐氏综合征

唐氏综合征是一种先天性的染色体疾病，身体细胞内多一条第 21 号染色体，导致了先天愚型的发生。这种宝宝外形上有一些共同点，如塌鼻梁、双眼上吊、眼距宽、吐舌、耳低位、耳发育异常等，伴有比较严重的智力障碍，还会有一定比例的先天性心脏病等，平均寿命 16 岁，给家庭和社会带来一定负担。这种病症的发生率大约在八百分之一到一千分之一，但是，孕妈妈年龄越大，宝宝患先天愚型的概率就越大。

唐氏综合征的确诊方法是对胎儿的染色体进行检查。可是，在获取胎儿细胞的过程中（比如绒毛膜活检、羊膜腔穿刺、脐血穿刺等）存在一定风险。目前对于直接做胎儿染色体检查的孕妈妈，我们国家有相应的规定（在第 13 周已做说明）。但绝大多数低龄孕妈妈不必去做染色体诊断。现在产前筛查技术发展了，可以对孕妈妈的血液进行几种指标的测定，加上个人背景资料，结合分析后判断宝宝发生 21-三体的概率，称之为"唐氏筛查"。由于各种检测方法的不同，妊娠 14～20 周的中期唐氏筛查，筛查检出率可达 60%～70%。目前国内多用二联法、三联法，测定的指标为 HCG、

AFP、μE₃ 和 PAPP-A 等。在开展妊娠 11～14 周 NT 检查的机构，也可能会开展孕早期筛查，也就是 NT 值和早期血清 HCG 和 PAPP-A 等联合测算，检出率为 80% 以上。

做此项检查之前，医生会做详细说明，并由孕妈妈在知情同意书上签字。检查结果分为高度风险和低度风险。如果是高度风险者，医生会建议做进一步的胎儿染色体的检查，低度风险者同样会被再次告知结果的意义，以及承担漏检的概率。对于临界风险者，会建议进一步进行胎儿无创 DNA 的检测，以提升对唐氏综合征的检出率。

由于多为联合检测，所以，报告结果中还会提示 18- 三体或 13- 三体的风险度，以及开放性神经管畸形的风险，但后者并不需要做染色体检查，只需做诊断性超声检查。

近年来，胎儿无创 DNA 的检查，也被视为高级别的唐氏筛查方法，检测时段为妊娠 12～26 周，对唐氏综合征的检出率，在人群中接近 99%。但由于其技术的高端性，所以，费用偏高。因此，孕妈妈可以自由选择。

胎盘靠下怎么办

大多数情况下，胎盘位于子宫底的前后壁和宫体的四壁，与子宫颈内口有一段距离。如果与子宫颈内口"关系密切"，就会出现胎盘位置的异常。也许大家听说过"前置胎盘"这一疾病名称，它是指胎盘的下缘覆盖或接近子宫颈内口。按照程度的不同，分为完全性前置胎盘（或称中央性前置胎盘）、部分性前置胎盘和边缘性前置胎盘。如果胎盘下缘离宫颈内口较近，又称为低置胎盘。胎盘位置的异常一般要靠超声波检查诊断出，诊断正确率可高达 98%。有时超声医生可能会建议孕妈妈适量饮水保证膀胱的适当充盈，以更好地判断胎盘下缘与子宫颈内口的关系。临床上，上述疾病的主要表现大多为妊娠晚期无痛性阴道出血，如果出血量比较大，会有一定危险。所以，如果孕妈妈属于胎盘位置异常，则要适当减少运动，不要同房。有阴道出血、宫缩、腹痛等不适时应立即去医院就诊。如果出血量较大，应该就近去有产科的大医院就医，以免延误对母胎的救治。

高危妊娠的范围及注意事项

高危妊娠是指妊娠中存在一种或多种能对孕妇、胎儿、新生儿构成较高危险性的病理因素，也就是说孕妇、胎儿在妊娠期已经或将承受一些风险。

有以下情况的孕妈妈往往属于高危妊娠：

1. 患有各种妊娠合并症，如心脏病、糖尿病、原发性高血压、肾脏病等。

2. 患有各种妊娠并发症，如先兆子痫、前置胎盘、胎盘早剥、胎儿发育迟缓、过期妊娠、羊水过多或过少等。

3. 可能发生分娩异常，如胎位不正、骨盆狭窄等。

4. 有过不良孕产史。

5. 年轻或高龄初产妇。

6. 本次妊娠期间接触过大量的放射线、化学性毒物或服用过量对胎儿生长发育有影响的药物。

如果在产检中被医生认定为高危妊娠的话，孕妈妈须多加注意，要根据情况选择综合医院，尤其是需要有新生儿科和新生儿重症监护病房的医院。因为高危妊娠有可能发生早产或其他一些危重情况。在围产保健期间，应听从医生的建议，必要时需要住院治疗或提前住院待产。

孕期服用中草药安全吗

"是药三分毒"的观念已经深入人心了，但很多人往往认为这是针对西药而言的。其实，西药在研发过程中有比较严谨的动物实验、临床观察以及药物不良反应监测等资料。

　　中医药学是我们国家的医学宝库，现在也在逐步开展中医学、中药学的基础研究，不过很多方剂还处于经验医学状态。因此，服用中药时也需要有经验的中医医生的指导，切不可盲目自行服用。

营养专家陈伟
贴心提示

合理补充 DHA 促进宝宝智力发育

　　随着胎宝宝的生长发育一天天加快，孕妈妈可以适当吃些含 DHA 的食物以促进宝宝智力发育，如深海鱼类、豆腐、牛奶、鱼虾、鸡蛋等。另外，也可以适量吃些葵花籽。葵花籽中的亚油酸含量非常丰富，它可以在人体内转化为 DHA。另外，应避免食用霉变食品和刺激性饮料，避免滥用温热补品，或长期食素、嗜好咸食，以免阻碍宝宝智力的发展。

营养小食谱
荷包鲫鱼

【原料】

主料：鲫鱼 350 g，精肉 200 g。

辅料：油、葱、姜、酱油、料酒、糖、盐、味精各适量。

【做法】

①鲫鱼从背脊开刀，挖去内脏，洗净，在身上划几刀，葱姜切丝备用。

②将精肉切成细末，加盐、味精拌匀，塞入鲫鱼背上刀口处，放葱姜丝去腥，腌制片刻。

③将鱼下油锅，两面煎，加入料酒、酱油、糖，煮熟即可。

【特点】

味道鲜美，能为孕妈妈提供丰富的不饱和脂肪酸和蛋白质。

第 16 周:

发烧了，怎么办?

本周宝宝大约长到了 16 cm，100 g 重。宝宝的大脑虽然离成熟还有很长的距离，不能产生条件反射，但是像抓握反射、吮吸反射等无条件反射都已经拥有了。不但大脑在发育，那些比较复杂的身体系统的初步功能也开始发挥作用了，比如泌尿生殖系统等。

孕期手记——
两害相权取其轻

知道自己怀孕之后，我就很注意自己的身体，孕期如果能不生病，那就是幸福。

听说多吃水果可以增强抵抗力，所以我吃了不少瓜果梨桃。

听说多运动可以增强抵抗力，我没有一天不运动。

好的睡眠可以帮助我们提高免疫力，我每天都睡 10 个小时以上。

冬天要注意保暖，别人穿两件时，我穿三件。

千注意万注意，还是感冒了。

那是一个冬天的清晨，我感到特别无力，不想起床，就一直睡着。浑浑噩噩地睡到中午，感冒的感觉阵阵袭来。"不会吧，我不会生病了吧?"家里就我一个人，摸索着找到体温计，一量，晕倒，38.5 ℃。这对我来说绝对是高烧，因为我平时体温不过是 36 ℃出头。

常识告诉我，孕期如果发高烧必须用消炎药或者抗病毒的药物，那就要很注意，小心伤到宝宝的身体。特别是怀孕早期，孩子的神经系统发育高峰期，任何药物都可能会带来不可逆转的伤害。

106
A 40-WEEK
HAPPY
PREGNANCY
轻松好孕
40周

我想通过大量喝水的方法降体温，于是烧水，喝水，再烧水，一下午就做这一件事了。可是体温只稍微降了一点，看来必须得用药了。打了两个电话，一个给孩子爹，他一听就急坏了，既担心我也担心孩子。另一个电话给医生，说明我的情况，求救。医生的话还是很让我宽慰的：**我已经度过了孕早期，也就是前三个月，现在用一些消炎药，只要合理遵医嘱，一般对孩子不会有伤害。如果高烧不退，过高的体温反倒会影响孩子的发育。**

当然，第一步是要确定到底是细菌性感冒还是病毒性感冒。

赶到一家专业母婴医院去抽血化验，结果是炎症引起的，也就是说治疗方案是消炎。

我当时也很害怕，一再问医生，会不会对宝宝有什么影响。把医生都问烦了，反复给我解释：只要是在安全的范围内，消炎药不会对孩子有大的影响，就怕高烧把孩子烧坏了。

我当时就想到中国那句古话：两害相权取其轻。意思就是两件事都有害处，那就选择害处小一点的。我和孩子爹犹豫半天，还是在那天晚上10点开始输液了。那时候，正是我怀孕第15周末第16周初，应该是快感觉到胎动的时候。每天输液的时候，我都在不停地和宝宝说话："乖，妈妈对不起你啊，发烧了。这液体千万别对你有伤害，你要是不舒服，就动一下哈！"

听人家说，孕妇感受胎动最早的大概在第15周，不过这多是出现在怀第二胎的妈妈身上，一般到了第16周或第17周，大部分妈妈都可以渐渐感觉到胎动了。

但我那时说了很多话，孩子却一次都没有动。

输液三天，我的体温恢复正常，血检指标也全部正常，我那颗悬着的心终于可以着地了。但是接下来很长时间我都担心这些药物会对宝宝有影响。当然后来实践证明一点问题都没有。而且产科医生介绍，很多孕妇在孕期都有过发烧的经历，及时、准确地用药很重要，千万别扛着，连续的高烧更可怕！

这是我怀孕中的一个小插曲，现在想来当时是过分紧张了，坐立不安，其实放松一点可能更有利于身体恢复。还有一个小经验，就是**发烧时可以配合物理降温，贴降温贴，或者敷冰块都很好，我当时都用过，可以使病程缩短**。

两害相权取其轻，这个道理孕妈妈们还真的要记住。

妇产科主任陈倩
温馨指导

如何应对孕期发热

发热只是一种身体症状，它是机体对外界（包括多种因素）的反应。但是，如果体温过高，特别在妊娠早期，让腹中的宝宝持续处于高温环境，则会对宝宝的发育构成一定风险。我们应该注意的是，发热是有原因的，及时发现原因，治疗疾病才是最有效的。同时，不仅是发热，疾病及用药也都会对宝宝造成一定影响。所以，加强自身体质，发现不舒服时及时就诊，防止疾病继续发展非常重要。

去就诊时，一定要告诉医生你怀孕了。这样医生在处治过程中，会权衡疾病与宝宝之间的关系与利弊，给你一种相对安全的诊治意见。当你的体温持续在 38 ℃以上，经过休息、饮水、物理降温无效的时候，可以在医生指导下使用退热药物。

怀孕后开车的注意事项

开车代步现在已经是再平常不过的事情了。但怀孕了还能开车吗？我经常遇到孕妈妈问这样的问题。答案是肯定的：可以开。记得有一位孕妈妈随即说："我也这样认为，不系安全带就可以了。"听得我一脸愕然！我赶紧说了一句："车可以开，但是一定要系安全带！"

这里就孕妈妈开车注意事项，提示如下：

1.遵守交通规则，一定要系安全带。孕妈妈如果害怕安全带"束缚"了宝宝，建议你去孕妇用品商店，购买孕期安全带或调节卡，这样就能根据你"将军肚"的大小来调节松紧度了。

2.孕妈妈有时会"精神恍惚"，但开车时一定要精神集中，车速保持适中。

3.不要开长途车，万不得已长时间开车时，途中最好休息10～15分钟，活动一下肢体。

4.如果你有血压高或有不适症状时，最好不要开车。

如何应对妊娠瘙痒

妊娠期间皮肤瘙痒并不少见。孕妈妈的皮肤代谢很旺盛，尤其是在换季时期，皮肤更容易干燥，甚至出现瘙痒。此时，注意皮肤保健就可以了。如洗脸、沐浴时不要用碱性大的洗浴用品，要用清水充分冲洗干净，洗浴后全身可以涂抹些润肤露，使皮肤补水保湿。

由于妊娠时机体的免疫系统会发生改变，容易诱发一些疾病，如妊娠痒疹，除了皮肤瘙痒，还会伴有皮疹，严重时可能要连累到其他脏器。再者，如患有妊娠期肝内胆汁淤积症、妊娠期急性脂肪肝等疾病，也会出现皮肤瘙痒的症状，后者可就属于妊娠的危重症了。

另外，一些皮肤疾病也会有皮肤瘙痒症状，所以，出现皮肤瘙痒时最好去咨询一下医生，查明原因后对症下药。

孕妈妈有必要去孕妇学校吗

现在各家助产机构都开展了不同形式的孕期宣教和孕妇学校的活动，以帮助孕妈妈更好地度过孕产期和哺乳期。孕校一般都由资深的医生和护士来进行教学工作，他们会把非常多的经验介绍给大家，让没有经过医学专业学习的孕妈妈对妊娠分娩的常见问题有一个初步了解，从而做到心中有数。

我认为，孕妈妈去孕妇学校是非常有必要的。它可以帮助孕妈妈了解妊娠的生理过程、孕期常见不适症状的处理方法、自身母胎监护的方法、围产保健的内容及意义、孕期需要哪些营养、哪些情况下需要就诊或急诊、医院环境介绍、母乳喂养方法、新生儿如何护理及常见病的发现等内容。

我们还鼓励让家人一同学习，特别是有些有条件的医院还会采取模拟式、参与式教学的方式，使学习更有趣味性和实用性。

营养专家陈伟
贴心提示

孕期感冒发热吃什么

孕妈妈不小心感冒发热后，食欲往往会有所降低，吃饭也会成为难题。其实感冒发热也可以通过食疗来缓解。比如喝些淡鸡汤或鸭汤调制的米粥，再配以新鲜的蔬菜、水果，还可以大量饮水，每天保持 2500 ml 以上的饮水（一暖瓶），另外再喝一些能缓解感冒的茶饮等，都有助于缓解感冒症状。下面介绍几种茶饮的做法：

1. 橘皮姜片茶：橘皮、生姜各 10 g，加水煎，饮时加红糖 10 g～20 g。

2. 姜蒜茶：大蒜、生姜各 15 g，切片，加水一碗，煎至半碗，饮时加红糖 10 g～20 g。

3. 姜糖茶：生姜片 15 g，3 cm 长的葱白 3 段，加水 50 g，煮沸后加红糖。

营养小食谱
虾皮萝卜丝汤

【原料】

主料：白萝卜250g，虾皮10g。

辅料：花生油、青蒜、精盐、味精、麻油、大葱各适量。

【做法】

①将萝卜洗净，切成极细的丝。

②将葱、青蒜择洗干净，切成葱花和青蒜末。

③锅置火上，放入花生油烧至八成热时，同时放入葱花和萝卜丝翻炒，再放入虾皮，翻炒几下，加水煮沸，用精盐、味精调味，出锅前撒上青蒜末，淋入麻油即成。

【特点】

清淡味美，营养丰富。含有孕妈妈必需的蛋白质、糖分、维生素及无机盐，并有大量水分，有清热助消化的作用。

第 17 周：

胎教有用吗？

本周宝宝长到 18 cm 左右，重量大概有 170 g，看上去像一个可爱的鸭梨。这个"鸭梨"的大脑在进一步发育，心脏跳动得更有力，身体里循环系统的各项工作也走上了正轨。平常，宝宝除了玩玩自己的小手、小脚或者脐带，还增加了把指尖并在一起的新动作。

孕期手记——
"成人大学的音乐课和中文课"

对于胎教，我真的是研究过的。怀孕那阵子，看了很多关于如何胎教的书。书上说，胎教很重要，要听莫扎特的音乐，孩子会更聪明。其实现在想想应该没有什么太多的科学依据，但是那个时候就会认为这是"圣旨"。怀孕期间，看到书上写的对孩子好的任何东西，我都会不遗余力地买回来尝试。

正因为如此，我和陈倩医生、陈伟医生在写这本书的时候，就有一个原则：**尽量科学，不要弄得孕妇太累**。

怀孕第 10 周的时候，我的胎教就开始了。买了一大堆世界名曲回来，还买回了唐诗宋词，天天拿出一个小时听音乐，再拿出一个小时朗诵唐诗、宋词。我不知道肚子里的小东西是不是能够听懂妈妈的用心良苦，倒是我自己终于弄明白了柴可夫斯基的曲子是这样的，莫扎特的曲子是那样的。更重要的收获是唐诗、宋词，很多年没有认真背过了，现在重新开始读诗，发现自己如今的领悟力和理解力更强。二十年前觉得特别生涩的诗，现在一下子就进入了诗人带给我的意境。我常常想，这哪叫胎教啊，分明就是

"成人大学的音乐课和中文课"嘛！当然，听听音乐、背背诗词肯定没什么坏处，只要音乐不是那种很刺耳的就行。

我对其中一首诗印象深刻，当年王安石的女儿生了小孩，王安石题诗一首："南山新长凤凰雏，眉目分明画不如。年小从他爱梨栗，长成须读五车书。"意思是：小外孙就像南山上新生的小凤凰一样，眉目清秀比画上的还好看。年纪小的时候就顺着他的脾气吧，但是年纪大些的时候就该让他读书了。这样的诗只有孕妈妈读了才会特别有感情，我那个时候就经常琢磨"眉目分明画不如"，我家孩子一定也是这样。

对于胎教，我真正的心得就是一定要不断地和孩子说话，这是让孩子熟悉你声音的最好途径。说什么好呢？我的经验就是看到什么说什么。

"宝宝，春天来了，路边的小草都绿了，你还看不到吧，妈妈帮你多看两眼！"

"亲爱的宝贝，你在干什么呢？是不是又在吃你的大拇指啊，不对，你肯定在和脐带捉迷藏吧。妈妈今天多吃点，争取让你也吃饱一点！"

我们许多人都是第一次做妈妈，没有什么经验，孩子出生之后更是琐事一堆。所以现在就要开始锻炼和孩子说话的感觉，不断地说。虽然孩子听不懂，但是我认为这对孩子语言能力的开启还是很有作用的。

我在怀孕期间，只要有空，就摸着肚子和宝宝对话。她还没有出生，我就觉得我们已经形成了最初的交往模式，她习惯了妈妈式的温柔语言。我女儿出生之后不到 1 岁，语言能力就很好，长到了 3 岁多时，可以很清晰地表达自己的想法，能连着说很多话，比同龄孩子的语言能力好一些。我认为，这和我孕期很"话痨"有直接关系。当然，只是我这样认为，并没有经过专家认定。

准爸爸和孩子聊天，我觉得最大的好处就是可以很早地让那个男人有当爸爸的感觉，所以争取每天让准爸爸有半小时时间和宝宝说说话很重要。

我以前做过少儿节目主持人，会唱很多儿童歌曲，所以怀孕期间经常会给肚子里的宝宝唱。这些歌曲对孩子有没有影响，我并不敢下结论，但是**利用孕期多学一点将来教育孩子可以用得着的东西**肯定是好事。

妇产科主任陈倩
温馨指导

如何进行孕期胎教

对宝宝的教育要从胎儿期开始，根据胎儿生长发育的特点，采取音乐、语言交流、触摸爱抚等方式，都会对宝宝成长形成一定的教育效果。我更注重的是在胎教过程中情感的交流，谁也不会在自己情绪最坏的时候去对宝宝进行胎教。胎教时，孕妈妈要情绪稳定、充满爱意，准爸爸也要参与，一家人其乐融融。所以良好的胎教对孕妈妈、对增进夫妻间感情也是非常有利的。

准爸爸如何积极参与胎教

十月怀胎分娩，孕妈妈的辛苦自不必多言了，而准爸爸也有很多的功课要做，积极参与胎教就是其中的一项。王芳前面说得特别好，我们权且不说胎教对腹中宝宝的学习能力有多少影响，母亲和胎儿之间的交流、一家人其乐融融的氛围就是给宝宝最好的礼物，而且也是一种对宝宝性格形成最好的胎教。

胎教不是在特定时间依据特定内容完成的，孕妈妈、准爸爸平时的个人修养、为人处世的良好行为，都是潜移默化的胎教形式。我想一位平时言行不文明、只注重胎教形式的孕妈妈，并不能在日后的教育中给孩子构造出良好环境。所以，一定要注重修身养性！准爸爸每天工作很辛苦，但还是应该抽出一些时间和爱妻一同陪伴宝宝，这可是你们一家人的恳谈会时间，里面的内容可以很丰富，如读书、听音乐、散步、聊天等。所以，切不可认为胎教只是孕妈妈一人的事情！

如何规划孕期出行

无论是出于工作需要还是家庭旅行，妊娠期间孕妈妈都有出行去外地的可能，甚至有可能停留很长的时间。妊娠早期和晚期出行比较容易出现问题，所以，在这段敏感时期，要尽量避免出远门。妊娠中期孕妈妈已经相对适应，身体情况也变得比较平稳，如果工作上或生活中有出行计划的话，可以考虑在这段时间出行。

出行需要注意的事项：

1.尽量不要去离家太远的地方，尽量保持在环境清洁和交通便利的区域内。

2.出行前一定要去医院咨询，请医生来判定自己的身体状态和宝宝的情况是否可以承受旅途的疲劳。

3.随身带上保健手册。如果在外时间较长，需要在当地选择一家医院继续进行常规产检。如果出现紧急情况，当地医生会从保健手册中了解以前的检查情况。

4.选择交通工具也很重要，如果选择火车，最好选卧铺车厢；如果选择飞机，要事先咨询航空公司（因为航空公司对妊娠周数有限定），飞行平稳后要起身活动一下，避免长时间一种姿势；如果选择乘机动车，要对道路路况心中有数，长途行车时要定时在服务区休息。另外，旅途中要多喝水。

5.根据要去的地方，准备好应季的衣物和物品。

6.时刻关注宝宝的"反应"以及自己身体的变化，如有问题及时到当地就诊。

孕期梦中出现性高潮会影响胎儿吗

孕期梦中出现性生活及性高潮都是正常现象，不必过度焦虑。一般来说，孕妈妈怀孕时多正值青壮年，而妊娠后性生活的次数明显减少，心理上处于"压抑"的状态，因此梦中容易出现性高潮现象。当身体出现性兴奋时，伴随着快感还会觉得发热、呼吸心率加快，最让孕妈妈担心的是阴道的紧缩感，它是否会影响宝宝呢？一般来讲，这不会影响到宝宝，孕妈妈从心理上要放轻松。

妊娠后，孕妈妈以及家人的生活重心几乎全部转移到孕育宝宝这件事上，家人对孕妈妈也是关怀备至。为了宝宝和妈妈的健康，很多人认为妊娠期不应该有性生活。夫妻方面就往往忽略在"性"上相互关爱。

其实，妊娠并不是性生活的禁忌，何况性爱也不必拘泥在性交这一种形式上。一般妊娠早期，妊娠尚处于不稳定时期，不建议进行性生活。妊娠进入中期后，随着孕妈妈腹部越来越大，性生活一方面要注意频次，另一方面要注意调整性交体位。但如果孕妈妈有严重妊娠的合并症或并发症，或者夫妻一方有严重的生殖道感染时，应避免性生活。

营养专家陈伟
贴心提示

如何进行科学补碘

孕中期、孕晚期，如果孕妈妈中度缺碘，会造成胎宝宝发育不良。一般情况下，正常人每日碘的需求量为 130μg～150μg，孕妈妈为 175μg。碘的补给应尽量从食物中摄取，含碘丰富的食物有各类海品、蛋类、干豆类、菌类等。通常，孕妈妈每周喝2～3次紫菜汤，或吃一次海鱼，或平时饮食中吃点香菇、黑木耳、鸡蛋等就可以满足对碘的需求。如果碘摄入过多也会引起中毒，所以孕妈妈不可盲目地服用碘制剂。

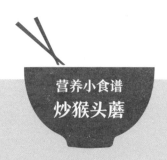

营养小食谱
炒猴头蘑

【原料】

主料: 水发猴头蘑 300 g, 火腿 25 g, 菜花 25 g, 水发口蘑 25 g, 油菜心 25 g。

辅料: 湿淀粉、花生油、精盐、酱油、料酒、味精、葱丝、姜丝、清汤各适量。

【做法】

①将猴头蘑顺毛从中间剖开, 片成 4 cm 长、2 cm 宽、0.3 cm 厚的片(每片均带毛), 放入沸水内烫一下捞出, 控净水。

②将每个口蘑片成两片, 菜花去梗, 掰成小块, 油菜心切成 3 cm 长的段, 均用沸水烫一下。火腿切成 3 cm 长、2 cm 宽、0.2 cm 厚的片。

③锅置火上, 加入花生油烧热, 放入葱姜丝炒出香味, 随即放入清汤, 捞出葱姜丝弃用。开锅后加入猴头蘑、口蘑、菜花、油菜心、精盐、酱油、料酒搅炒均匀。待汤汁不多时, 用湿淀粉勾芡, 撒上火腿片, 加入味精, 拌翻均匀, 盛入盘中即可。

【特点】

色彩鲜艳, 清香爽口。能为孕妈妈提供钙、磷、铁、维生素 B_2 及烟酸、蛋白质、脂肪、粗纤维及糖质。

第18周:
感受到胎动了吗?

本周宝宝差不多已经有 20 cm 长，200 g 重。全身的骨骼还都是软骨，以后会有一种可以保护骨骼的物质——髓磷脂生成，骨骼就会慢慢变硬。在吐吸羊水的时候，宝宝的小胸脯起伏得很明显。两只眼睛向中间聚拢，而且有时会悄悄地睁开，偷看一眼外面的世界。如果宝宝是个女孩，那么阴道、输卵管、子宫都已经生成。如果宝宝是个男孩，外生殖器也已经很明显。

孕期手记——
"动了吗?"

说实话，自从知道自己怀孕那一天，我就一直盼望着胎动，因为只有宝宝动了，才能让我实实在在地感觉到她的存在。

医生说，**较早的胎动出现在第 15 周，但是初孕者感受到胎动的时间可能会晚一些。**

晚到什么时候啊，都 18 周了，怎么一点动静都没有啊，不会有什么问题吧? 致电陈倩医生，她让我耐心等待。孩子爹也很期待，每天都会问我: "动了吗?" 我摇摇头，很无奈的样子。

打电话给几个生过宝宝的闺密，问她们最初胎动到底是什么感觉。有人说，像肚子里有根血管突然跳起来，很快就消失了；有人说，肚子里突然咕噜噜地叫，像要拉肚子一样；还有人说，就像胃下垂的感觉。我也没胃下垂过啊，咋知道啥感觉啊!

直到那一天，我正在开车，前面红灯，我自然刹车，就在那一瞬间，肚子里突然爬过一排小虫子，酥麻的感觉。我恍惚了，不会是胎动吧?

过了红灯，我赶紧找了个能停车的地方，解开安全带，静静地等着。

可是那种感觉一闪即逝，半天也没动静。

我坐在那里回味刚才的感觉，就是那种酸酸的、痒痒的、小虫爬过的感觉，好像一排小虫子在搬家，从这边搬到那边。我想这种从未有过的体验，可能就是胎动了。

打电话给 Lisa，她和我怀孕的时间差不多。我详细地给她讲了刚才的感觉："你说是不是胎动了啊？"

Lisa 一听也很兴奋，她这几天也在为孩子总是很安静而发愁呢。"你都开始胎动了，那我肯定也快了！"

但是那个时候我还是不太敢确定这就是胎动。

大概过了 2 个小时，我在吃饭，突然，那种小虫搬家的感觉又来了。"快，快，动了！动了！"我大喊。孩子爹冲过来盯着我的肚子看了半天，没看到动啊！

这次我是确定的，这就是胎动。

那个时候，是第 18 周加 4 天，我不知道算不算晚，但是从那一天开始，宝宝和我的感情就更加深厚了。她经常会调皮一下，而且渐渐地会和妈妈玩了。到了怀孕后期，常常可以在肚皮上清楚地看到宝宝的手或者脚的印记凸出来，你一碰她，她就躲开了，可好玩了。

每个宝宝胎动都有自己的规律，像我家宝贝就随我，一到晚上就兴奋，动个不停。我常常在晚上 9 点左右靠在床边枕头上，把肚皮亮出来，和她玩一会儿，看着肚子动来动去，可有意思了。这个时候我常常给她唱歌，一唱她就安静了，好像真的能听到。唱完了，她就会动一下，好像在鼓掌，那个时刻，真的觉得很幸福。我有的时候唱着唱着就哭了，幸福地哭了，怎么就当妈了呢，怎么这么好玩呢！

第一次怀孕的妈妈对于胎动肯定都像我一样，特别盼望。不过不用担心，有的宝宝是急性子，动得早一点；有的是慢性子，可能第 20 周左右妈妈才会有明显的感觉。不过妈妈们平时还是要对自己肚子里的感觉留心一点，不要胎动了还不知道。我见过一个妈妈，怀孕 22 周了，还没感觉到胎动。医生也比较着急了，给她加做了 B 超，结果发现宝宝动得挺好的。这个妈妈说："这就是胎动啊，我一直以为是饿了，肚子咕咕叫呢，所以每次肚子一闹就吃东西，哈哈！"

在孕中期对于胎动的次数不用太在意，到了孕晚期，特别是 30 周之后，就要用笔记录一下胎动的次数和规律了。当然，这个嘛，还得请陈倩医生具体来讲！

妇产科主任陈倩
温馨指导

一般什么时间会感觉到胎动

出诊时我经常会被问"我的宝宝什么时候动啊""我的宝宝为什么还没动啊"等问题。首先我想纠正这种说法，因为在生命早期，宝宝已经能自主运动了，包括刚刚妊娠后，在超声波检查时就可以看见小小胎芽的"蠕动"。只是生命早期的这些胎宝宝运动，孕妈妈感觉不到而已。

一般情况下，孕妈妈感觉到胎动大概在妊娠第 18～20 周。因为这个时期宝宝的运动能达到一定力度，大人才能感觉到。宝宝是在羊膜腔中生长的，就如同游弋在一个游泳池中，只有当他有力地触碰到池壁（子宫壁）时，孕妈妈才能感觉到。而当他在池中游泳时，或触碰的力量还很微弱时，孕妈妈就感觉不到。

一般有分娩经验的经产妇感觉初次胎动的时间往往比初产妇要提早 1～2 周。当然，这也因人而异！

胎儿动一下就是一次胎动吗

良好的胎动指标是包括躯体和肢体三处以上同时运动，也就是说具有一定强度的运动。而像躯干的伸屈或小手的张合，往往只能代表宝宝的肌肉张力。

上述指标只有在超声影像检查中才能被准确观察到，当然我们也没有必要因此做过度的超声波检查。一般孕妈妈能感触的胎动，在一定程度上已经达标了。有时候宝宝会连续地运动，所以，如果没有明显的间隔，连续的一阵胎动我们就将它认定为一次胎动。在自我计数胎动时，孕妈妈只要保持自己一致的计数方法就可以了。

胎动少，刺激腹部好吗

宝宝也有规律的作息时间，他们的睡眠周期大约是 40~50 分钟，并不是大家想象的那样与孕妈妈的作息时间一致。这就解释了有的孕妈妈常问的"为什么夜里我睡觉时他也动啊"的问题。

宝宝睡觉的时候孕妈妈一般感觉不到胎动，但是，在妊娠晚期如果相对原来的胎动规律，宝宝的胎动减少了 50% 以上或者每小时胎动次数少于 3 次，就可能真的出现问题了，这时应立刻去医院进行检查！

如果胎动过少是由于胎儿宫内缺氧，你刺激腹部他也不会多动。如果是宝宝睡觉呢，你更没有必要去把他唤醒了。

孕妈妈游泳的好处和注意事项

上周门诊时，有一位曾由我保健、现已分娩的朋友给我送来了一盒精美的巧克力。看着她产后不足两个月却没有一点臃肿的体态，我觉得特别高兴，虽然大部分功劳归功于她自己，但我也感到宽慰，因为她孕期坚持了我所倡导的游泳运动的理念。她还兴致勃勃地跟我描述，她的宝宝现在每周也游泳两次，体格发育得非常健壮。你说，巧克力是不是更香甜啦!

在我的脑海中经常会浮现一种场景,孕妈妈在泳池中畅游,与此同时,宝宝也在妈妈肚子里的私人泳池里(羊膜腔内)畅游,多奇妙、多美好、多和谐啊!

游泳是孕期运动推荐的项目之一。水的浮力和流动对孕妈妈形成一种丝绸般的包裹,不增加其关节的负担,又能消耗一定的能量,增强体质,所以是一种特别值得推荐的孕期运动方式。

对于孕期游泳运动,有以下几点需要注意:

1.与你的保健医生进行充分沟通,判断该运动的安全性和运动强度。

2.进行必要的身体检查,查看是否有严重的皮肤病或生殖道感染。

3.选择泳池很重要,不但要确保卫生条件达标,水温不会过低,而且同时游泳的人不能太多,以免发生不必要的碰撞,造成伤害。

4.如果出现不适,立即停止游泳,进行休息,必要时去医院检查。

怀孕后肚子偏小正常吗

在保健门诊候诊或当两个孕妈妈碰面时,经常不由自主做的事情就是"比肚子大小",不管是处于哪一个孕周。从表面看,肚子的大小是衡量宝宝大小的指标。但也不一定!有些因素会影响到对宝宝大小的判定:

1.孕妈妈腹壁的厚度,也就是胖瘦的程度,这也是最常见的原因。

2.体形也很重要,有的孕妈妈重心比较靠前。

3.胎儿在宫内的姿势、羊水量等。

医生可以通过手法的检查来评估胎儿大小,但最稳妥的方法还是给宝宝做超声波检查。所以,对孕妈妈来说,简单地去比肚子大小并无实际意义。

营养专家陈伟
贴心提示

如何烹饪能防止营养流失

良好的烹调方式不但能带来良好的口味，还有助于提高营养素的利用率，而一些不良的烹调方法则会造成营养素的损失。比如淘米时不要先浸泡，搓洗的次数要少，力量要轻，以减少维生素 B 的损失与破坏；发面时应少加或不加碱面，改用鲜酵母发酵的馒头松软适度，效果更好；炒菜前应先洗后切，切大块比切小块好；炒菜时少加水，切好后立即下锅，急火快炒；煮菜时应将水烧开后再放菜。吃排骨和鱼类时，加少量醋，不但可以去掉腥味，还可能促进骨头中钙质的溶出，增加钙的吸收。

营养小食谱
火腿鸡丝

【原料】

主料：鸡脯肉 200 g，鸡蛋清 4 个，火腿、胡萝卜各 40 g，鸡汤。

辅料：湿淀粉、精盐、味精、料酒、油各适量。

【做法】

①将鸡脯肉、胡萝卜和火腿切成丝，将鸡脯肉和胡萝卜加精盐、湿淀粉上浆。鸡蛋清中加入精盐、味精、料酒、鸡汤、湿淀粉打匀，倒入鸡脯肉丝、胡萝卜丝，搅拌均匀。

②锅内倒油加热，倒入蛋清鸡脯肉丝、胡萝卜丝，用勺子轻轻推动至凝固成形。等鸡脯肉丝熟后，倒入漏勺沥油。

③将鸡汤烧沸，加精盐、料酒、味精，湿淀粉勾芡，再倒入成形的鸡脯肉丝，翻炒均匀，撒上火腿丝即可。

【特点】

味道鲜美，富含优质蛋白质、铁、钙、磷、锌、胡萝卜素等多种营养素，适宜孕中期食用。

第19周:

"恐怖"的羊水穿刺

本周宝宝的身体长到了 22 cm 左右，重量在 200 g～250 g 之间。宝宝的皮肤会分泌出一种白色的、可以防水的、像油脂一样的胎儿皮脂，这种皮脂可以很好地保护宝宝。宝宝已经有了尿液，小乳头也已经出现。这段时间，宝宝的感觉器官开始迅速发育，比如听觉、味觉、触觉、嗅觉、视觉都有了专门的区域来发展。

孕期手记——
决心当一次"英雄妈妈"

确切地说，我应该是从这一周才开始彻底有了孕妈妈的感觉，可能是因为我比较后知后觉，前面的十几周我一直都活动很轻便，这一周开始，我却不敢大意了，因为我要面对的是"羊水穿刺"！

怀孕 15 周时，我做了唐氏筛查，结果是"低危"，也就是说，像我这样的情况可以不做进一步的"羊水穿刺"检查。但我还是不放心，因为我孕早期很多事项都没有注意，而且年龄也不小了。我去问医生，医生看了我的检查结果说："应该问题不大，但是也有特殊情况。血液检查不能保证百分之百准确，以前就出现过漏诊或者假阴性，孩子出生之后是'21-三体综合征'，也就是先天性愚型。当然这样的可能性很小。"我当时就一愣，问："那怎样才能有比较确切的检查结果呢？"答案当然就是做羊水穿刺了。因为现在的产前检查技术中羊水检查就是金指标，准确率高达 98%，同时还可以查出大部分的染色体疾病和神经系统疾病！

回家之后，我和家人又在网上找了各种资料，发现自己还真属于高危人群：年龄偏大，早期没有吃叶酸，工作环境辐射比较大……这回也用不着别人动员了，我决心当一次"英雄妈妈"，去做羊水穿刺。毕竟我和孩子父亲都不算年轻了，这个年龄有了孩子，最关心的就是宝宝的健康问题。

然后我开始四处打听"羊水穿刺"是个什么样的检查。问了若干个产妇以及若干个医生，最后得出的结果是这样的：**羊水穿刺是近些年才在国内流行起来的一种孕期有创检查，可以更早发现宝宝是否存在某些重大疾病。**顾名思义，检查的过程就是把一根长长的针从你的肚子上穿刺进去，进入子宫，抽取羊水，进行培养。

听着都挺恐怖的！孩子爹有点犹豫了，因为他知道我平时特别娇气，手上划个小口子都要哭半天。这个检查，用他的话说，那我还不得哭成泪人？而这个时候我竟然格外地坚强与坚定，都是快当妈的人了，我还不得给孩子做个榜样啊！既然下定了决心，就急忙去医院进行预约。这个检查一般在怀孕 18～22 周之间进行，结果最为准确。

接下来的事情并没有我想的那么简单。到医院交费时医生给了我一个《羊水穿刺危险事宜通知书》，上面详细地列出了做羊水穿刺可能会遇到的危险，比如说可能会流产，还有针进到子宫里可能会扎到孩子，可能会引起母体感染，等等。所以，在通知书上签字的时候我又犹豫了。

我在医院长长的走廊里走来走去，不知道该怎么办。

打电话给豌豆妈，她倒是很镇静，说任何手术知情通知书都会写得很可怕，那都是万一，我们不可能碰上！

经过了激烈的思想斗争，我回到检查室，在通知书上签上了自己的名字。出门的时候，我发现还有几个孕妇正在和家人商量做还是不做。看来紧张的不止我一个人。

在北京，只有少数医院可以做这样的羊水检查，听说外地可以做的医院更少。有很多城市还没有开展这项检查，所以这几个医院的预约都排到了十几天以后，我约到在北京大学第一医院妇产儿童医院做。

做羊水穿刺的前一天晚上，我一直很担心很紧张，一夜都没睡好。

第二天早上，我按照预约时间来到了医院。羊水穿刺检查室的门口已经站了好多孕妇，大家在交流经验，看着都很轻松。很快轮到我做了。

医生先给我做 B 超检查，告诉我孩子双手双脚齐全，嘴唇连续（不是兔唇），肝、脾、肾完好。得知宝宝很健康，我心情稍微好了一点，接下来就是"恐怖"的穿刺了！

医生先在我的肚子上画了一个圈，表示孩子不在这里，可以从这儿下针，然后开始消毒。上帝保佑，孩子你千万不要乱动啊！

"会很痛吗？"我问医生。

"不会，一分钟，坚持一下！鼓肚子，再鼓肚子！"医生指导我。

我的肚子刚鼓起来，针已经进去了，像扎气球一样。说实话，比我想的简单多了，而且也不是很疼，我这么怕疼的人竟然感觉还不错！很快羊水被抽了出来，肚子上有一种被放气的感觉。果然一分钟不到，检查就结束了。

医生叮嘱我留观并好好休息。

我很听话地在旁边病房休息了一个小时，然后检测胎心。一切正常，就是下地走路时感觉腿有点软。对了，那天去做这项检查时，我坚持没让孩子爹陪，而是和好朋友，同样是孕妇的 Lisa 去的，我们俩互相鼓励，反倒觉得不是很痛苦。其他孕妇基本都是老公陪着来的，我们昂首走出医院时，她们都在老公的搀扶下回家呢。我笑着给她们打气："加油啊，孕妈妈们！"

三周后，我拿到了检查结果，宝宝一切正常。真好！

妇产科主任陈倩
温馨指导

哪些孕妈妈需要做羊水穿刺

羊水穿刺只是获取胎儿细胞、羊水标本等的一种检查手段，而不是检查的项目。通过羊水穿刺，获取宝宝漂浮在羊水中的细胞，通过在实验室做体外培养，进而分析宝宝的染色体核型或基因是否正常。有时也会对羊水中的其他成分进行分析，以判断是否有其他代谢性疾病。此外，有时羊水过多造成孕妈心肺功能受限时，也会通过羊水穿刺抽取一定量的羊水，以减轻压迫症状。

在围产保健中，很多情况下羊水穿刺是伴随产前诊断而言的。一般有下列情形的孕妈妈需要考虑做羊水穿刺：

1. 35岁以上的孕妈妈生下愚型儿的比例要高许多，所以建议做羊水穿刺。

2. 35岁以下，但在唐氏筛查中发现有高危因素的孕妈妈。

3. 曾生过染色体异常、结构异常胎儿或不明原因死胎死产的孕妈妈。

4. 怀孕早期接触过放射线或有毒物质的孕妈妈。

5. 其他。

但羊水穿刺会对有流产高危因素的孕妈妈构成一定威胁，比如有子宫肌瘤、孕早期宫缩频繁、阴道流血等情况的孕妈妈，就可能有流产的风险。所以孕妈妈要根据自身情况，在医生指导下做出知情选择。

胎儿过小怎么办

当发现胎儿过小时，我们需要做下面几件事：

1. 再次核对妊娠周数，排除孕周计算错误的可能性。

2.如果妊娠周数没有问题，且宝宝从妊娠早期就一直很小的话，需要做产前诊断，判断宝宝是否存在染色体异常、结构异常、严重感染等先天缺陷。

3.做营养分析，看每天的食物热量够不够，重要营养物质（蛋白质、脂肪、碳水化合物等）比例是否正常。如果不足，进行营养咨询，保证合理均衡的膳食。

4.如果是由于某些疾病造成的胎盘功能障碍，要积极治疗原发病。

5.注意休息，保持左侧卧位，补充营养，必要时住院输入营养物质等。

拍 X 光片会影响孕妈妈或胎儿健康吗

放射线对胎儿的影响已经得到公认，尤其是大剂量或长时间的照射对早期胚胎或胎儿都会有不利影响。

但是，如果只是体检时短暂地照过一次胸片，应该不会对宝宝造成很大影响。如果孕妈妈接触过大剂量的放射线照射或者有放射线职业接触史，要及时去医院进行专业咨询。

现在在影像学方面，除了超声波被认定为无创性检查项目外，磁共振成像（MRI）也被认为是安全的，在一定程度上还能弥补超声波检查的局限性。在需要诊断胎儿是否发育异常或者确定胎盘植入情况等时，医生会建议进行磁共振成像的检查。

如何应对孕期胃痛

孕妈妈经常会感觉胃部不舒服、胃疼。妊娠后由于激素的作用，胃肠的蠕动被抑制，食物在胃内停留时间比非孕期长，饭后饱胀感的持续时间也比较长，还容易反胃、胃灼热。另外，随着妊娠周数的增加，子宫在腹腔内占据的空间越来越大，会挤压到原来腹腔内的脏器，特别是对胃肠这样的空腔类器官。了解了这些，大家是不是觉得放心多了？可我们也不能一点都不在乎，尤其是到了妊娠中晚期，建议少吃多餐，饭后适当活动，不要马上就卧床休息。胃部不舒服时，可以选择吃些容易消化的食物。

如果胃部不适时间较长，通过饮食调节不见效或伴有其他不适，如恶心、呕吐、胃部疼痛明显，就应去医院进行诊治。

营养专家陈伟
贴心提示

怀孕期能去饭店吃饭吗

为了宝宝的安全，怀孕期间应尽可能不在饭店吃饭。虽然饭店中可供选择的食物比较多，但其采用的烹调方法容易造成营养素丢失；另外，食品卫生方面也得不到保障，有些饭店甚至可能使用地沟油，所以孕妈妈最好远离饭店。当然，偶尔的放纵也是允许的，不过要注意选择新鲜、清淡、荤素搭配的食物。

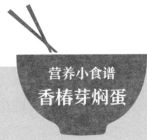

营养小食谱
香椿芽焖蛋

【原料】

主料：鸡蛋6个，鲜嫩香椿芽50g。

辅料：花生油、精盐各适量。

【做法】

①将香椿芽洗净，放入碗中，倒入开水盖严，3分钟后取出，沥干水，切成碎末。

②将鸡蛋磕入碗中，加精盐搅打至起泡沫。

③锅置火上，放入花生油烧热，将鸡蛋倒入锅内，摊成鸡蛋饼，趁鸡蛋尚未熟时，将香椿芽末放在鸡蛋中间，用铲子将四周的鸡蛋向中心折叠，使蛋液包住香椿芽。然后将鸡蛋翻面加少许水，用一个大碗扣在上面，改用小火焖3分钟（中间摇动一下锅，防止粘锅），揭去大碗，将其慢慢滑到盘内即成。

【特点】

鸡蛋微胀软嫩，香椿芽清香适口。可以为孕妈妈补充优质蛋白质、脂肪、维生素A、维生素B、维生素C、维生素D及钙、铁、钾等矿物质。

健康，从牙齿开始

本周宝宝的身体大概有 25 cm 长了，重量一般不会超过 300 g。虽然宝宝的体重增加得比较快，但生长速度开始变得慢一些了，这样发育才能更平稳。宝宝已经拥有了自己的免疫力，也不再显得又瘦又弱，可以很好地控制自己的各种动作了。最值得关注的是，宝宝开始拥有记忆，亲爱的爸爸妈妈一定要给宝宝留下美好的印象哦！

孕期手记——
我去洗牙了

偶然一天，在一张报纸上看到一篇报道：据调查，60% 以上的孕妈妈都有牙周疾病，但是由于在孕期没有及时治疗，口腔中经常会残留一些细菌，而这些细菌可能会引发感染，若治疗不及时，还会对孩子产生影响。

看完这篇报道，我赶紧跑到镜子边，张大嘴巴，左看右看，牙齿倒是还干净，但是牙周好像真的有点红肿。我找了一根棉签，碰了一下红肿的地方，还有点疼，不知道是心理作用，还是确实是得了牙周炎。

我给闺密打电话，她说没听说怀孕后有人洗牙啊，牙周炎很多人都有，让我不用紧张。

话虽这样说，我还是比较紧张。我这个人绝对属于心理学上说的完美型人格，啥事吧，只要听说了，就得尽量做好，而且我可不想在我的孕期留下遗憾。

我家楼下就有一家挺大的牙科医院，打电话预约，说明了自己是个孕妇，护士仔细地询问了情况，然后就让我等回复电话。

趁着这会儿工夫我又赶紧上网查。网上说，孕妇如果接受口腔科疾病的治疗，最好是在孕中期。因为在孕晚期，宝宝已经比较活跃，洗牙什么的会让孕妈妈不自然地紧张，进而引起宫缩，甚至早产。

妈呀，这问题还挺严重，幸亏我是在孕中期看到的这篇报道。

第二天，牙科医院给我回电话了，三天后去就诊。

看牙时没有人不紧张，起码我是这样认为的。我小的时候因为牙齿不齐，矫正过一年多，那个年代技术也不是特别好，感觉生疼生疼的，所以每次去见牙医我都会提前紧张，这次也是。

这次是一位女医生，她仔细地检查了一番，告诉我没有大的问题，可能得洗洗牙。我下意识地摸摸肚子，医生笑了："你们现在条件好，大家也重视口腔问题了，怀孕前要是能洗一下牙齿就更好了，你别紧张，洗牙不疼的。"

我点点头，以前有过很多次洗牙的经历，但是这次感觉真的不一样。机器一开始运作，宝宝就动了一下。那一瞬间我突然觉得，我得坚强，要不宝宝该害怕了。这就叫母爱泛滥，一当妈，立刻觉得自己可像妈妈了，凡事都会想我是妈妈，我必须怎样怎样。现在回想起来，觉得那时有点幼稚。

其实洗牙这件事吧，害怕远远多于疼痛。好的医生完全可以帮助你无痛洗牙，你只要能做到静心等待就可以了。

20分钟后，我的牙齿就洗干净了。医生说，幸亏我来得及时，要不然就有可能得上牙周炎了，牙周炎会让我们的口腔里常年带有炎症，也会让人更容易感冒。

刚洗过的牙齿干净又明亮，看着都舒服。

对于孕期口腔检查这件事，我有几点要提醒孕妈妈：**第一，一定要选择正规的牙科诊所，卫生非常重要。第二，孕期如果要洗牙，那么在孕中期洗会比较合适。第三，如果有龋齿、智齿，一定要在怀孕前把它治疗好，如果没来得及治就已经怀孕了，那么也最好在孕中期来治疗一段时间。**

美丽从牙齿开始，一定没错。对孕妈妈来说，也要记住，健康从牙齿开始。

妇产科主任陈倩
温馨指导

孕期注意口腔卫生的重要性和方法

口腔卫生是个人保健的一部分，现在更是要求从小注重口腔保健，除了定时正确刷牙外，定期做牙齿的洁治也是非常重要的。否则，容易发生龋齿、牙周病等。

准备妊娠之前，建议最好做一次口腔检查，该洗牙的洗牙，该做治疗的及时治疗。妊娠后，由于激素的作用，有些孕妈妈齿龈增生肥厚，牙周袋加深，更容易"藏污纳垢"，引起牙病。这时，再去做牙病治疗，容易引起心理负担。

然而孕妈妈也不必太过担心，现在口腔专业的医生也开始关注孕产期牙齿保健问题，所以也不是妊娠期就不能治疗牙病。但最好还是防患于未然，在孕前就把患有的牙病治好，同时孕期注意口腔卫生。

如何应对孕期"晕厥"

经常有孕妈妈在咨询时说"前几天我头晕得很厉害，而且差点晕倒"等类似的话。仔细询问发现，这种情况往往集中出现在几种比较固定的场合，如在拥挤的汽车上、地铁里、超市内或者孕妈妈起床时等。

人群密集、空气流通不佳的场所，会使空气中的含氧量下降，让人感到胸闷、憋气，对孕妈妈则更不利，症状可能会更多。所以，孕妈妈要尽量减少去人多的地方，多选择路面交通、避开交通高峰。在起床或久坐后站起来时，要慢一些，起床后可以先在床边坐一会儿再站起来。

当然，也不要忽视会导致头晕、晕厥的疾病的存在，如贫血、高血压、颈椎问题、中耳疾病等。

怀孕 5 个月，妊娠反应仍未消失怎么办

妊娠早期，大约从停经 6 周开始有些孕妈妈就会出现早孕反应，包括恶心、呕吐、厌油腻、嗜睡、乏力等。尽管确切的发生机制尚不明确，但是它与孕妈妈的人绒毛膜促性腺激素在体内波动的周期、规律相符合。进入妊娠中期后，早孕反应大多会消失，但极个别的孕妈妈在孕中期还会存在类似早孕反应的症状。出现这种情况时，首先要检查是否有类似症状的疾病，所以，定期进行围产保健是非常必要的。

营养专家陈伟
贴心提示

牙龈发炎怎么办

由于身体上的变化，孕妈妈患上牙龈炎和牙周炎的可能性变大，所以要多补充些维生素 C、维生素 E 和叶酸。维生素 C 含量较多的食物有青椒、芹菜、草莓、黄瓜等。维生素 E 含量较多的食物有核桃、葵花籽、大豆、绿叶蔬菜等。

营养小食谱
瓜皮肉丝

【原料】

主料：西瓜皮 300 g，瘦猪肉 100 g。

辅料：红辣椒 1 个，淀粉 5 g，花生油、葱、姜、精盐、料酒、白糖、味精各适量。

【做法】

①将西瓜皮的绿色外皮和靠近瓤的白色软层削去，清洗干净，先片成薄片，再切成细丝，放入小盆内，撒上少许精盐拌匀，腌 10 分钟后，将瓜皮丝挤去水分。

②将瘦猪肉洗净，切成细丝。把淀粉放入碗内，加水调成糊状，放入切好的肉丝拌匀。

③将辣椒去蒂和籽，洗净切成细丝。将葱、姜洗净，切成细丝。

④锅置火上，烧热后放入花生油，油热冒烟时，放入肉丝迅速炒散，见肉丝变色后，放入葱丝、姜丝，加入料酒，炒匀后盛入碗内。

⑤锅中再倒入花生油，油热后，放入辣椒丝煸炒，炒出辣味，放瓜皮丝、精盐、白糖，煸炒几下，再倒入炒好的肉丝翻炒均匀，加入味精，炒匀盛入盘中即可。

【特点】

色美味鲜，脆嫩爽口，含有动物性优质蛋白质及多种矿物质。西瓜皮性味甘凉，有清热解毒、利尿消肿之功能，对孕妈妈和胎宝宝很有帮助。

第21周:
便秘早预防

本周宝宝的身体长到了 26.5 cm 左右,体重在 320 g 左右。这段时间,宝宝的大脑发育非常快,并且活动和睡觉都渐渐形成规律,有了比较固定的时间。睡觉的时候,两条小胳膊会弯曲抱在胸前,膝盖放在肚子旁边。如果你可以看见宝宝的脸,你会发现,宝宝已经长出了眉毛,鼻子挺了起来,脖子也长了,总之越来越漂亮了。

孕期手记——
便秘,难言之隐啊

从小妈妈就告诉我,要多喝水,我也是一直这么做的。怀孕之后,更是有机会就喝几口,因为不知道在哪里看过,孕妇每天要喝够十六杯水。当然这是无从考证的事情,估计是写手为了吸引眼球而写的一篇文章,但是中心思想我理解了:孕妇得多喝水。

喝水的好处不用我多说,大家都知道。

喝水有的时候就是一种习惯。比如,我之前很少喝白开水,一般早上一进办公室就先冲一杯咖啡,然后一整天就都是喝工夫茶。可能是由于我的工作比较辛苦,重口味的东西更能提神。可是怀孕后肯定不能这样喝了,白开水才是主力。有的时候实在馋了,喝点清淡的绿茶,还有的时候会偷偷地尝尝咖啡的味道。当然这些我都是咨询过医生的,肯定对宝宝和我的健康没有任何副作用。但是渐渐地,我发现白开水其实很好喝。小的时候大家一定有过这样的经历,在外面玩得累了,回家喝上一大杯妈妈凉好的凉开水,感觉特别爽。我在孕早期努力培养自己喝白开水,到了孕中期和孕晚期就已经完全习惯了,每天特别能喝水。都说女人是水做的,我发现那段时间我的皮肤确实不错。

这么能喝，身体本应该非常通畅。可是，怀孕到 21 周的时候，有一天早上我却发现，身体有条通道不通了。

我是生活非常有规律的人，从小就培养了每天清晨排便的好习惯，坚持了三十多年，每日如此，从未为此事烦心过。朋友们说我体形保持得不错，我觉得和身体通畅是有很大关系的。

便秘这个词我是在怀孕期间才第一次理解的，那叫一个不舒服。每天吃的东西一点不少进，出来的却微乎其微。我就在担心，那些脏东西都藏到哪里去了？越紧张越不行，每天早上会在卫生间磨蹭半个小时，可是总没什么收获。

一周过去了，情况还是没有好转。我给医生打电话咨询这件事，医生回答："情况常见，但必须及时改善，多吃粗纤维的东西，实在不行再用外用药物。"

根据医生的建议，我开始了我的"粗纤维"之旅。然后，我发现了一种芹菜的新吃法，就是把芹菜剁碎，然后像鸡蛋炒葱花一样和鸡蛋炒在一起，特别香，几乎吃不出芹菜的味道。芹菜的粗纤维含量非常丰富，不过很多人不喜欢它的涩味。我推荐的这道菜完全把芹菜的怪味去掉了，好吃得很。具体做法如下：先把芹菜剁碎，然后锅中热油，把打好的鸡蛋倒入锅中，翻炒成鸡蛋饼。在鸡蛋饼还没有完全成形的时候，把芹菜倒入，让它均匀地裹在鸡蛋里，这道菜就可以出锅了，热吃凉吃都可以。

另外，我建议孕妇喝点小米粥，因为五谷杂粮里的纤维含量也很高。过去生活困难时，孕妇、产妇都是要喝小米粥的，养胃，还很有营养，关键是吃了粗纤维，有利于疏通"管道"。

最后就是依旧**保持定时排便的好习惯，调整心态，别太紧张。**

按照这些方法，一周后，我的不通畅生活彻底结束。对了，这期间我还吃了不少橙子，注意吃的时候不要光吸汁，一定要把所有果肉都吃下去，通畅效果才更好。

　　写这篇文章，就是要告诉所有的孕妈妈，怀孕期间你也有可能遇到这个问题，早点预防相当重要。

妇产科主任陈倩
温馨指导

孕期如何补水

　　水是人体中重要的成分，正常情况下，每天都要补充一定的水分，甚至有人说每天要喝七大杯水，作为孕妈妈更要注意水分的补充。但有人错误地认为，水喝多了，容易导致水肿。其实，妊娠期间的水肿主要是由下肢循环不良引起的，一般经过夜间休息或抬高下肢，下肢浮肿的症状就会明显减轻或缓解。正常水分的补充，可以保证正常的尿量，从而保障体内废物的及时排泄。

如何做孕期体操

　　孕期体操也是运动的一种形式，可以舒展肢体，增加身体的柔韧性，增强体质。有的孕期体操还能帮助孕妈妈调整呼吸。产前学会分娩中的呼吸法，可以更顺利地分娩。

　　至于具体做何种体操要咨询医生，应该在专业人员的指导下进行，有条件者可以在孕妇学校、孕妈妈俱乐部完成。当动作要领已经掌握后，可以在家自行锻炼。锻炼时最好有家人陪伴，有些动作，希望准爸爸可以一同参与，这样也有助于增进夫妻感情。

任何运动都需要量力而行，运动后要观察有无不适症状，并注意充分休息。如果出现不适，及时与医生沟通。

孕妈妈接触日光为何要适度

提倡孕妈妈进行室外活动和运动，日光的照射能帮助身体完成钙元素的吸收。但是切忌不可长时间暴晒，强烈的紫外线会对皮肤造成烧灼，尤其是去海边度假时，要注意戴帽子，穿长袖衣服和长裤，戴遮阳镜，定时涂抹防晒霜，进入室内后及时清洗。

孕期出现低血压怎么办

一般情况下，孕妈妈的血压是平稳的。但孕妈妈如果长时间平卧，则容易出现低血压，产生头晕、心慌、恶心、出汗等症状。因为长时间平卧，巨大的子宫会压迫盆腹腔的大血管（下腔静脉），使下肢和盆腔的血液不能及时、完全地回流到心脏，造成心脏泵功能下降，导致血压降低，进而出现症状。所以，正确的睡姿非常重要。

另外，一些比较严重的疾病也会导致低血压，例如大量出血、严重低血糖休克等。所以孕妈妈平时一定要加强预防。

营养专家陈伟
贴心提示

哪些食物能有效预防便秘

这一时期，有些孕妈妈会出现大便干燥甚至便秘、大便带血等情况，因此，要注意调节饮食，少吃容易上火的食物，多吃蔬菜、水果等含纤维素、维生素 C 丰富的食物，以润肠、清洁肠道，加快新陈代谢，防止便秘。

玉米、高粱、小麦、燕麦、核桃仁、松仁、杏仁、芹菜、菠菜、卷心菜、白菜、油菜、扁豆、香蕉、牛奶、酸奶等食物，均可很好地预防便秘。

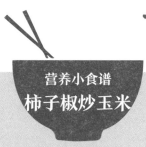

营养小食谱
柿子椒炒玉米

【原料】

主料：柿子椒 50 g，嫩玉米粒 300 g。

辅料：花生油、白糖、精盐、味精各适量。

【做法】

①将玉米粒洗净，柿子椒切成块状或粒状。

②在锅内放入花生油，烧至七八成热，下玉米粒和盐，快炒 3 分钟。再加入适量清水，炒 3 分钟。

③在锅内放入柿子椒块、白糖、味精炒匀，盛盘即可。

【特点】

色泽鲜艳，香甜适口，富含维生素 C、食物纤维，特别适合孕中期防止便秘食用。

第22周:
最重要的大排畸检查

本周宝宝大概已经长到了 27 cm,重量大约是 320 g。现在宝宝的眉毛和眼睑已经非常清楚,很好辨认了,不过皮肤还是又皱又红。宝宝越来越贪玩了,总是琢磨着怎样弄点小动作,像抓抓自己的小鼻子、拍拍小脸蛋、嘬嘬小嘴巴都是宝宝喜爱的娱乐方式。从这一周开始,宝宝的体重将会飞速增加。

孕期手记——
盼望的 B 超检查

怀孕到孕中期,应该是各种身体情况最稳定的时候。胎宝宝每天会时不时地来"打扰"一下妈妈,以提醒妈妈自己的存在,而孕妈妈也在不断适应的过程中,渐渐地感受到做母亲的幸福。当然,这个时候,特别想知道咱家的宝宝到底长什么样。

我在孕中期的时候,正好赶上"嫣然"事件。同为母亲,特别担心王菲的情况,也开始暗暗地为自己肚子里的宝贝揪心。"唇裂、腭裂"这样的词语不断地在媒体出现,让我们开始特别关注这种先天畸形。不知道在哪里看到过,说怀孕第 8 周的时候如果孕妇情绪不好,生大气了,就有可能会造成宝宝唇裂。看到这条消息后,我的第一反应就是使劲回忆自己怀孕第 8 周时的情况,有没有哭过,有没有发过脾气,可是真的一点都想不起来。于是我赶紧给陈倩医生打电话,她的回答是:目前尚没有医学研究证明我所说的"第 8 周理论"。唇裂、腭裂的形成原因有很多,但毋庸置疑的是,孕妈妈开心、平和的状态会有利于胎宝宝的成长。

还好,我一直很开心,也一直很平和,宝宝应该很健康。但即使是这样，没做排畸检查，我心里还是七上八下的。

在孕中期，孕妈妈们一定要记住，有一次很重要的 B 超检查。在这次检查中，医生会把胎儿上上下下、左左右右看个遍，然后告诉你，肚子里宝宝的很多基础器官的发育情况。在做这次 B 超检查之前，孕妈妈应该简单地了解一些医学名词，比如：嘴唇连续就是说嘴唇长得不错，没有唇裂；脊柱连续性好，就是指脊柱发育得还不错。当然，还有很多专业术语我到现在也不是很明白。

我倒是想给大家讲讲我做 B 超时的一件事：那天在门口长椅上等待做 B 超检查的时候，前面有个孕妈妈就和我说，她本来是约的前一天做 B 超，结果她前面的那个孕妈妈在做 B 超的过程中，竟然发现孩子没有左臂。这可是大事，医生也非常认真地给她检查好几遍，然后又让孕妈妈不断地变换姿势，可是最后的结果真的很残酷，那个可爱的宝宝真的没有左臂。由于这件事情，我前面的这位孕妈妈当天都不敢查了，再加上时间也的确晚了，就改到了今天。听过之后，我和一同去的 Lisa 好紧张。不会吧，怎么会是这样？但是没有办法，这就是生活，总会有很多缺憾。

终于轮到我了，我忐忑地躺在那张医用床上，医生在我的肚子上涂上了冰凉的检查液，开始帮我检查，一切都很顺利。医生说，这次 B 超还要看孩子的心脏、肝脏、肾脏等脏器，我的孩子各方面都很健康，我这个孕妈妈心里真是暗自得意。

可是意想不到的事情发生了，在这个体位，宝宝的脚怎么都看不见。我一听急了，我的孩子不会没有脚吧，脑海里立刻浮现出一个没有脚的小宝宝，心跳都急促了。医生安慰我说："别着急，应该不会，只是孩子现在可能在睡觉，她不活动，我就看不到。"我好紧张，便摸摸肚子说："宝贝，你快醒醒，动一下啊，就动一下，妈妈要看到你的小脚丫！"

那天上午的检查时间里孩子就是没动，只能约好中午休息之后继续检查。中午那顿饭啊，真是如同嚼蜡，一点都吃不进去。Lisa 安慰我说："绝对不可能，你那么乐观积极，孩子一定很健康！"我一句话都没说，老觉得眼泪在眼睛里打转。我不断地看表，终于挨到了下午上班时间一点半，继续检查。就在医生给我涂检查液的时候，宝宝动了，而且动作幅度很大，可能是受到了外界的刺激吧。医生也看到了肚皮上的变化，赶紧开始检查。哇，那样清晰的两只小脚丫，印在机器屏幕上。我看着看着就哭了，医生拍拍我说："起来吧，孩子发育得非常好，一切正常！"

走出医院，阳光灿烂，心情更加灿烂！

妇产科主任陈倩
温馨指导

如何正确对待 B 超排畸检查

妊娠 18～24 周是进行胎儿超声筛查，也就是超声排畸检查比较好的时期。此时胎儿已经长到一定大小，器官形态已经容易被分辨，而且羊水中量，胎儿活动范围大，这样能自主显示不同的体位，以保证超声检查中必要的平面。

在某些国家，不是所有的医生都可以做超声胎儿筛查、超声胎儿诊断，这类医生要进行分级考试，持证上岗。目前在我国很多地方，也在逐步开展这样的卫生行政管理。所以，为最大限度地保证诊断率，孕妈妈可以选择有这样资质的医院来完成这项检查。

胎儿超声筛查是通过对胎儿全身进行扫查，了解胎儿重要脏器的发育情况，每次检查大约需要 8～15 分钟。通过检查可以发现一些严重的畸形，如严重的开放性神经管畸形、单心房、单心室、严重的胸腹壁裂伴脏器外翻、严重的成骨发育不全等。及早发现宝宝异常，就可以争取更多时间对胎儿做进一步检查，可以判断胎儿风险，做出干预的方案，使孕妈妈和家人心中有数。目前有经验的超声医生，在做 NT 超声时，也可能发现一些严重的畸形，但此时的超声不能替代孕中期的筛查超声。

孕妈妈可以在超声报告中了解胎儿的如下发育情况：

1. 胎儿数目，存活情况。

2. 胎儿生长发育指标的数值，包括双顶径（BPD）、头围（HC）、腹围（AC）、股骨长度（FL）等。

3. 颅内结构（例如小脑、侧脑室、枕大池等）、心脏（位置、四腔结构、左右室流出道、心率等）、胃泡位置大小、双肾、膀胱、四肢长骨、上唇完整性等。

4. 胎盘的位置，羊水量。

5. 盆腹腔异常情况等。

如果超声筛查有问题，需要到有产前诊断的机构进行进一步诊断排查。

当然，任何检查方法都有一定的局限性。所以，尽管大家都希望在畸形检查中不漏掉任何一项，但实际上不可能 100% 准确！毕竟，检查会受胎儿体位、孕妈妈腹壁厚度、羊水量、胎盘位置、仪器性能等因素的影响。值得高兴的是，后期的超声检查也能进一步发现某些畸形，而且宝宝长得越大，"毛病"显露得也就更明显。

另外要告诉大家，根据我国的相关规定，不允许做非医学指征的胎儿性别鉴定。

孕期做家务有哪些注意事项

孕妈妈可以承担一定的家务，如整理房间、做饭、洗涤等。不过家虽小，但家务不少，每天最好有计划性地量力而行。而且有些动作可能会造成一定危害，所以孕妈妈平时要多加注意，比如：

148

A 40-WEEK
HAPPY
PREGNANCY

轻松好孕
40周 ♥

1. 减少弯腰压迫腹部的动作，如果从低处捡拾物品，应该先蹲下，然后再捡拾。

2. 避免长时间下蹲或坐着，定时变换体位，活动一下身体。

3. 避免提拎或搬运重物。

4. 保证房间地面干燥，因为在湿滑的地面上或浴室内容易滑倒。

孕妈妈该如何处理皮疹

怀孕期间有些孕妈妈皮肤上会长出疹子，既影响美观也造成生理上的不舒服。产生疹子的原因一般有以下几种：一是由于孕期激素变化引起的痤疮；二是蚊虫叮咬的结果；三是由某些疾病引起，如妊娠痒疹、妊娠期肝内胆汁淤积、病毒疹、过敏导致的皮疹、系统性红斑狼疮引起的面部皮疹等。前两种对妊娠没有太大影响，但如果是由于疾病引起的，就可能会对母亲和胎儿造成一定影响。所以，孕妈妈出现皮疹时应该及时去医院检查，产科医生会根据情况建议你去皮肤科或内科做进一步检查。需要注意的是，孕妈妈应听从医生的建议，不要随意自行用药。

营养专家陈伟
贴心提示

为宝宝储备各种营养元素

孕中期，孕妈妈需要从食物中摄取脂肪、蛋白质和碳水化合物来达到理想的体重，而且胎宝宝的组织系统，将从这时开始储备钙、磷、钾、锌、镁等矿物质。因此，孕妈妈要注意全面摄入各种矿物质，以便更好地满足自身及胎宝宝的需要。

饮食方面，竹笋、韭菜、绿菜花、芹菜、鳝鱼等都是不错的选择，同时注意千万不要忽略主食的摄入，每天至少摄入 4 两主食（生重）。

营养小食谱
干煸鳝鱼丝

【原料】

主料：鳝鱼肉 70 g，芹菜 50 g。

辅料：豆瓣酱、料酒、油、麻油、醋、姜、盐、味精、花椒粉各适量。

【做法】

①将鳝鱼、芹菜洗净切丝，姜去皮切丝，豆瓣酱剁碎。

②在锅内加入油，烧热，将鳝鱼丝炒散，至没有水分时盛出。

③锅内放油、姜丝、盐、料酒、豆瓣酱煸香，放入芹菜、味精再炒片刻。放入醋、麻油和鳝鱼丝、花椒粉，拌炒片刻即可。

【特点】

色泽美观，脆香适口。含有丰富的铁元素。

第 23 周：
孕妇也可以很美丽

本周宝宝的身体长度大概有 28 cm，体重达到 400 g 左右。脸上的各个器官变得更加清晰，而且视网膜已经形成。现在宝宝睡觉的时间很长，睡觉时的姿势已经和出生后的姿势差不多了，脑袋向后面仰着或者下巴挨着自己的胸膛。宝宝的骨骼正在逐渐变坚硬，牙胚开始发育。

孕期手记——
做个臭美的妈妈

　　我怀孕以后，身边接触的孕妇无形中就多了起来。上街的时候也会对"大腹便便"者多看两眼，于是就发现，孕妇中有人依旧美丽，有人却邋遢不已；有人让你感觉赏心悦目，有人却让你觉得臃肿无光。其实就这段时间而言，怎么过都是可以的，但人生中也就这几个月是挺着肚子的，为何不把自己收拾得更有魅力，更性感一些？这样不但周围的人会觉得你光彩照人，你自信的生活态度也是对宝宝最好的胎教。

　　讲几个小故事。

　　第一个是关于我的一位美国朋友的妻子。那个美国朋友携怀孕七个多月的妻子来北京玩，这位妻子是华人，我们以前就见过，这次见面当然因为宝宝而话题不断。我惊诧她怀孕七个月了还坐长途飞机，她说："没事啊，我怀孕以后一直都把自己当正常人，还经常去慢跑，宝宝特别健康！"我再仔细看她，发现她化了淡淡的妆，而且还涂了指甲油，就问她："怀孕了还这样臭美？"她说："在美国，医生支持你孕期打扮自己，可以化妆，可以涂指甲油，可以做发型，可以……只要不喝酒、不抽烟就行了！"这段话听得我还是挺震撼的，在国内，我身边所有的人都告诉我不能化妆，不能做美容，更别说去染发了。当然，美国医生的话可能只适合美国孕妇，但是他们的思想一定是正确的，那就是孕妇也应该美丽。

第二个故事是听陈倩医生讲的。二十五年前，她赴日留学读博士学位时，让她印象最深的一件事情就是日本的孕妇们都很注意自己的仪态。每天上午9点医生会来查房，8点30分时，如果你去病房看，所有的孕妇、产妇都在做一件事情——化妆。她们会把自己收拾得干干净净、漂漂亮亮地迎接医生，这对她们来说是礼貌，也是约定俗成的规矩。想想在一间漂亮的病房里，有一群打扮得干净雅致的孕妈妈，也会让医生心情舒畅。

第三个故事是发生在我身上的。有一天早上，我起床后去超市买东西，因为超市就在家楼下，所以没太注意，只套了一件妈妈的大羽绒服就下楼了。在超市里转了两圈，发现一个阿姨老盯着我看。终于，阿姨忍不住了，走过来问我："请问你是主持人王芳吗？"我点了点头，接下来她说了一句让我半天没回过神的话："电视上的你很漂亮，比生活中的你漂亮一百倍！我儿媳妇也怀孕了，你是她们的榜样呢！"我匆忙回家照镜子，镜子里是一个头发邋遢的、脸上没有光泽的、裹着一件很不讲究的大羽绒服的孕妇形象。于是，我赶紧翻出了几件以前买的孕妇装，简单一收拾，立刻觉得自己心气都不一样，出门都想着要挺直了腰。也就是从那一天开始，我时刻注意保持自己的形象，特别是孕期形象，因为很多孕妈妈都在关心我，我要做个自信、漂亮的好榜样！

后来有一次去参加宴会，我还专门穿了一件晚礼服，肚子凸出圆圆的，但是很美，我自己都忍不住地笑。那天晚上我被评为全场最有女人味的女人。

人活着就是一个心劲儿，你要是有心劲儿把自己收拾漂亮点，整个孕期都会很快乐，因为你有追求。而如果没什么追求，只是数着日子等着孩子出生，你就错过了一段本可以很美丽的人生。

最重要的是，肚子里的孩子也喜欢注意自己形象的美妈妈，**你的心情会直接影响宝宝将来的心态。**

妇产科主任陈倩
温馨指导

如何保护孕期皮肤

现在孕妈妈都很漂亮，记得小时候，我经常见到怀孕的阿姨脸上有一块块黄褐斑，现在这种情况已经不多见了，这是大家改善营养、注意皮肤护理的结果。当然，皮肤护理不光是脸部的护理，全身皮肤都要护理。特别是换季的时候，皮肤容易干燥、起皮，孕妈妈可以在沐浴后使用润肤产品。此外，合理饮食、补充适量的维生素也很重要。

孕期可以到美容院做美容吗？倒不是说我自己对美容有青睐就首肯此观点，而是因为美容的确不是妊娠的禁忌。美容的好处在此就不必赘述了，但需要注意的是，随着妊娠的进展，腹部越来越大，卧床时应该避免长时间平卧而应选择左侧卧位或坐位，以免子宫压迫大血管从而引发血液回流障碍、低血压，或影响胎盘灌注。所以，美容时应该告诉美容师自己是一位孕妈妈，在整个美容的过程中需要躺卧时采用侧卧式。另外，做面膜的阶段平时本来是小睡的好时机，可作为孕妈妈此时却应起来活动或改成坐位。美容应选择比较简单、耗时不长的项目，只要能起到保湿护肤的作用就可以了。

如何预防妊娠纹

妊娠纹多见于腹部、双乳周围、臀部、大腿处，是由于短时间内局部皮肤过度拉伸，使皮肤弹力纤维发生断裂产生的。在妊娠期多呈红色、紫红色，分娩后慢慢变为白色，外形呈曲状，像蚯蚓。

现在女性都爱美，着装时希望展示自我的优势，如低腰裤、露脐装、比基尼泳装等。因此孕妈妈特别担心出现妊娠纹，每天洗澡时照镜子，唯恐哪天腹部上出现"小蚯蚓"。

要知道，并非每位孕妈妈都会出现妊娠纹，像那些平时注意锻炼身体、营养均衡、注重胶原物质补充的孕妈妈，妊娠纹出现的概率就会低很多。另外，孕妈妈也可以通过使用各种富含维生素 E 的护肤品（包括针对预防妊娠纹的护肤品）来减轻妊娠纹或延缓妊娠纹的出现，但要持之以恒，不可"三天打鱼，两天晒网"。但由于个人体质，有些孕妈妈的妊娠纹还是会"不期而遇"。

怀孕了还可以使用化妆品吗

记得二十五年前在日本留学时，有一个现象给我留下了深刻的印象。那里的孕妈妈非常注重装束和化妆，即使是产后，她们也早早起床沐浴做发型，然后化上淡妆静静地等候医生查房。

其实，化妆主要是为了带给自己和他人一种愉悦的心情。习惯化妆的女性，会认为没有化妆就出门如同没洗脸就出门一样难堪。孕妈妈可以化妆和使用化妆品，不过，日常生活中孕妈妈往往只需要淡妆，仅仅一些特殊职业、特殊场合才需要化浓妆。

那么，化妆品是否会影响宝宝的健康呢？只要使用安全的品牌，就没有问题。孕妈妈在出行时化淡妆，回家后及时清洗，涂上护肤品就可以了。

营养专家陈伟
贴心提示

孕期如何选择保健食品

合格的保健食品在增智益脑、抗衰老、免疫调节等方面有一定功效，适用于特定的人群。需要注意的是，保健食品起不到药效作用，不能以治疗疾病为目的。因此孕妈妈在选择保健食品时，一定要选择适合孕期食用的。不要随便听信不负责任的广告宣传，期望一种能解决所有问题的保健食品，也不要相信任何保健食品能绝对无毒无害。在选购保健食品时应首先认真阅读产品说明，并尽量先尝试一下，根据自身条件寻找适合自己的产品。其次必须注意食品的卫生质量，如包装是否完整，生产日期是否接近保质期，有无生虫、霉变等。为了方便消费者选择有质量保障的保健食品，我国市场监督局依次审批了一系列保健食品，并给它们戴上"蓝帽子"标志。孕妈妈可以根据以上提供的内容合理选用保健食品，同时选择时应掌握"缺什么就补什么"的原则。

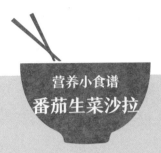

营养小食谱
番茄生菜沙拉

【原料】

主料：番茄、生菜适量。

辅料：沙拉酱适量，也可用油加蛋黄调成酱。

【做法】

①将番茄烫过，去皮，切成小块。

②将生菜洗净切成小块，加入沙拉酱，与番茄丁搅拌均匀。

【特点】

色泽鲜亮，爽口宜人，最大限度地保存了番茄和生菜中的维生素C和番茄红素，是对抗妊娠斑的好食物。

第 24 周：

得了孕期糖尿病怎么办？

本周宝宝长到了 30 cm 左右，体重在 500 g 左右。宝宝看起来匀称些了，而且以后身体会变得越来越协调。宝宝还是瘦瘦的，半透明的皮肤上面满是皱纹。大脑发育得非常快，呼吸系统和汗腺也在发育着。现在，不论是从外貌上看还是从平时的一举一动上看，宝宝都越来越"成熟"了，已经像个小婴儿了。

孕期手记——
血糖偏高，我得了孕期糖尿病

怀孕之后，不知道要抽多少次血，原本最害怕抽血的我，在经历多次之后便不再害怕，变得大义凛然。

这一周需要做空腹抽血的血糖检查。 拿到验血结果，发现血糖值比正常值稍高一些，我不由得紧张起来。因为我们家有糖尿病家族史。我见过我的奶奶、姑姑因为糖尿病而痛苦不已的样子，而且我最爱的奶奶最后去世也是因为糖尿病的并发症，所以一听到这三个字我就很紧张。

于是我赶紧去找医生，医生看了一下单子，安抚我不必紧张，并让我去做一个糖耐量的血液检查。

过了几天，我按照医生的要求早早地到了医院。这个检查是需要空腹做的，前前后后抽了四管血。第一次是空腹抽血，然后喝下一瓶医生给的葡萄糖制剂，接下来就是每隔一个小时抽一次，都是抽静脉血。怀孕真的是一件不简单的事情，都说妈妈伟大，我觉得真是这样。而且现在的妈妈更难当，你说过去怀了孕，也没那么多检查，到了时间也就生了；现在医学发达了，各种检查一个也不敢落下，有时还真觉得挺麻烦的。

但是医学数据告诉我们，正是因为医学发达，产检更科学了，这些年新生儿畸形的情况少了许多，孕妈妈出意外的现象也很少了。

因为我的血糖高，所以对孕期糖尿病就认真了解了一下。引起这病的**主要原因就是怀孕之后，身体内部变化导致胰腺分泌胰岛素不够，造成孕妇血糖升高。**不过大多数孕妈妈的血糖高都是一时性的，也就是暂时的。但是如果比较严重，到了怀孕后期血糖还是不能降下来的话，就比较危险了。首先可能会导致胎宝宝发育不良，特别是肺发育不好，这样就必须在孩子出生前给妈妈注射促进肺成熟的药物。其次，如果孕妈妈血糖一直很高的话，宝宝在出生后就有可能变成糖尿病患者。当然这样的概率很小，医生说只有不到5%的孕期糖尿病会留下根。

我当时做糖耐量检查的时候还是很紧张，一个劲儿地问医生："如果血糖高怎么办？"医生说："高了就必须控制。你比较瘦，血糖应该不会太高！"

借她吉言，检查结果出来了，还是不错的，只要在饮食方面稍微控制一下就可以了。

怀孕期间，很多孕妈妈都有可能经历这样的事情。我的经验就是听医生的话，该做的检查一定要做，发现了问题及时调整，对大人、对孩子都好。我们生活在这么好的社会环境中，就应该充分享受现代医学带给我们的便利。

如果真的血压高、血糖高也不要太紧张，控制体重、放松心态，这些病就都有可能一闪即逝。

妇产科主任陈倩
温馨指导

如何正确对待妊娠糖尿病

妊娠糖尿病包括妊娠合并糖尿病、妊娠期糖尿病。妊娠合并糖尿病是指妊娠前糖尿病已经存在，或在妊娠早期确诊。随着妊娠的进展以及胎盘激素的作用，胰腺为适应妊娠会发生代偿性变化，当发生失代偿时，就会导致母体的血糖增高。过高的血糖可以通过胎盘，导致胎儿体内出现高血糖、高胰岛素血症等，延迟胎儿肺的发育，使巨大胎儿发生率增加。另外，母体血糖异常也会增加其他妊娠并发症（如先兆子痫等）的发生概率，所以，有必要在妊娠期做好妊娠期糖尿病的筛查，做好孕妇血糖的管理。

糖尿病高危人群（比如肥胖、内分泌异常、明显家族史等）最好在妊娠早期进行检查。而对一般人群来讲，在妊娠24～28周时，可以做妊娠期糖尿病确诊试验，即口服葡萄糖耐量试验（OGTT）。做口服葡萄糖耐量试验时，空腹抽血后，进食75 g葡萄糖，分别在1小时、2小时后抽血测定血糖值，如果有任何两项或两项以上高于标准，即可诊断为妊娠期糖尿病。需要说明的是，目前我国妊娠期糖尿病的诊断标准尚未统一，故可能出现诊断标准不一致的现象。请遵循你妊娠时的相关诊断标准。

目前我国相关专业指南中提到妊娠糖尿病的诊断标准，即OGTT三项值中任何一项达到或超过下述标准即可确诊为妊娠糖尿病。OGTT空腹及服糖后1小时、2小时血糖分别为5.1 mmol/L、10.0 mmol/L、8.5 mmol/L。

患有糖尿病的孕妈妈如何确保宝宝健康

妊娠糖尿病包括妊娠合并糖尿病、妊娠期糖尿病和妊娠期糖代谢受损。如果你是一位患有糖尿病的女性，又准备要宝宝，那么，向产科医生咨询是非常有必要的。通过询问病史，医生会给出相关建议。作为糖尿病患者，怀孕应注意以下问题：

1. 孕前除了做一般体检和妇科检查（糖尿病患者容易患有合并生殖道感染），还要进行生化检查和眼底检查等，目的是要评估糖尿病有无继发的脏器损害。

2. 妊娠前以及早期要积极控制血糖，避免长期酮症，否则就会增加宝宝先天缺陷的风险，比如先天性心脏病、神经管畸形、唇腭裂等。而妊娠晚期如果血糖持续控制不好，会导致宝宝肺脏发育延迟，从而影响出生后的呼吸功能。出现这种情况，必要时可以使用促进胎肺成熟的药物。

3. 孕期产检的次数和内容可能会有所增加，因此，要谨遵医嘱，服从治疗。

4. 如果饮食运动后血糖仍控制不好，需要药物来稳定血糖时，应该在医生的指导下进行。建议使用胰岛素治疗，因为胰岛素不通过胎盘，可减少伤害宝宝的风险。部分对胰岛素抵抗者在医生的指导下可以考虑加用二甲双胍类药物。

5. 分娩方式主要取决于产科因素，兼顾糖尿病并发症严重程度以及产科其他高危因素，所以患有糖尿病的孕妈妈不必担心不能顺产。除非患有严重的合并症或并发症，否则阴道分娩更有助于宝宝的健康。

为减少母亲和胎儿的风险，任何孕妈妈在妊娠期间都应努力将血糖控制在合理的范围内。为达到这一范围，需要通过合理均衡的膳食、运动，以及药物控制等多种措施共同完成。千万不要怕麻烦，自觉饮食、自觉监测血糖都非常重要。管住嘴，迈开腿，非常重要！

如何应对妊娠高血压疾病

妊娠期间高血压疾病包括以下几种：子痫前期、妊娠期高血压、妊娠合并高血压病、高血压并发子痫前期。其中，子痫前期是妊娠期的一种特发疾病，其发病原因及机制尚不清楚，但有部分人群属于子痫前期的高危人群，包括孕妈妈年龄 ≤ 20 岁，或 ≥ 35 岁、多胎妊娠、既往子痫前期史、合并慢性高血压或肾脏疾患、体重过低、肥胖伴有胰岛素抵抗、既往血栓发生史、子痫前期家族史、吸烟、生殖辅助技术受孕等。

子痫前期一般发生在妊娠 20 周以后，母胎两方面会出现不同综合征表现。孕妈妈表现为高血压和蛋白尿，可伴有或不伴有多器官损害。高血压定义为收缩压 ≥ 140 mmHg 以上或舒张压 ≥ 90 mmHg 以上，至少间隔 4～6 小时后血压仍异常。严重高血压为收缩压 ≥ 160 mmHg 以上，或舒张压 ≥ 110 mmHg 以上，或两者并存。蛋白尿的定义为 24 小时内尿蛋白 ≥ 300 mg。如果获取 24 小时尿液困难，间隔 4～6 小时随机尿液检查尿中蛋白含量 ≥ 300 mg/L 或试纸定性检测 ≥ 1+。如果不伴有蛋白尿，子痫前期要根据在高血压基础上是否持续出现脑部症状、持续胃部或右上腹疼痛、恶心呕吐、血小板减少以及异常的肝酶升高等症状来诊断。根据疾病严重程度，子痫前期分为轻度和重度。子痫前期发生得越早，母亲和胎儿的风险性就越高。

孕妈妈每次产检时测量血压、检测尿蛋白及体重，就是为了及时发现子痫前期的早期表现。轻度的子痫前期一般发生在妊娠后期，对母婴影响相对小。重度子痫前期往往发生在比较早的孕周，一般需要住院观察、治疗，以解痉、降压、镇静、利尿、扩容，如果没有明显效果，一般以终止妊娠为最终的治疗方法。

孕妈妈做过隆胸术还能母乳喂养吗

从原理上讲，隆胸术后可以哺乳，不过需加强乳房的护理。我认为未育女性做隆胸手术前最好能与整形医生进行很好的沟通，不能仅仅考虑术后的效果，也要征询产后哺乳的相关事宜。因为隆胸手术方式多样，未育女性应选择适合自己的方式，以便于产后进行母乳喂养。

营养专家陈伟
贴心提示

高血糖孕妇应遵循的饮食原则

妊娠糖尿病直接关系到孕妇和胎儿的安全，为了使孕妈妈的血糖处于理想的范围内而不会对胎儿的生长发育造成不良影响，孕妈妈就要遵循下列饮食原则：

1. 合理控制总能量的摄入，整个孕期体重增长控制在 10 kg～12 kg 为宜，但同时要避免体内能量过低，引发酮症。

2. 控制碳水化合物的摄取量，避免食用精制糖，主食应保证 200 g～300 g，过低则不利于胎儿生长。

3. 控制蛋白质的摄取，每日摄入量约为 100 g。

4. 脂肪类、硬果类食品应适量食用，将其能量控制在总能量的 30% 以下。

5. 膳食纤维对降低过高的餐后血糖十分有益，可适量增加其在膳食中的比例。

6. 合理的餐次安排，少食多餐。如每日 5～6 餐，定时定量进食能够有效控制血糖。适当加餐，既能有效治疗高血糖，又能预防低血糖症的发生。

7. 配合一定量的体育锻炼，不要太剧烈，但整个妊娠过程都要坚持。

8. 如果控制饮食后血糖仍高于理想水平，应尽早采用胰岛素治疗。

营养小食谱
鸡丝冬瓜汤

【原料】

主料: 鸡脯肉 100 g, 冬瓜片 200 g。

辅料: 党参 3 g, 黄酒、精盐、味精各适量。

【做法】

①先将鸡脯肉洗净, 切成细丝, 放入砂锅内, 加 500 g 左右的水。

②党参洗净也放入砂锅内, 大火煮开后改为小火炖至八成熟, 汆入冬瓜片, 加入黄酒、精盐、味精, 待冬瓜熟透时即可。

【特点】

健脾利尿, 补充优质蛋白质, 适用于体重增加较多的妊娠糖尿病者。

第25周:

如何缓解小腿抽筋?

本周宝宝的身长大约有 32 cm,体重大概有 600 g。宝宝终于开始长肉了,不会再像以前那样瘦得可怜,皱巴巴的皮肤也将渐渐舒展开。这段时间,宝宝可能会第一次睁开眼,而且从此就可以区分光明和黑暗。如果用手电筒照孕妈妈的肚皮,宝宝就会对光亮做出反应。

孕期手记——
小腿抽筋的那些日子

怀孕的这 280 天,什么事情都有可能碰到,什么苦都得承受,但是还好,因为有盼头。而且大部分孕期的不舒适感在宝宝出生后都会自然消失,有一些症状甚至只持续一两周,比如在我身上很明显的就是小腿抽筋。

怀孕 20 周左右,有一天早上起来,我像往常一样躺在那里和宝宝先说说话。自从有了胎动之后,我早上起床就不太敢贸然行动了,总怕肚子里的小宝宝没有准备好,碰到胳膊或腿,所以一般会先给宝宝做准备活动。医生说,这样的习惯很好,倒不是怕碰到宝宝,而是孕妇如果行动过猛,容易发生意外。

那天和宝宝说完话,就觉得她在回应我,动了几下。我想我该起床了,就在一伸腿的瞬间,第一次小腿抽筋来临了。那是一种又疼又难受的说不出来的感觉,用手一摸,小腿上有一个硬硬的筋疙瘩。我疼得都要喊出声来了,缩在床上不敢轻举妄动,忍了几分钟后,症状就自然缓解了。

我以为这是个偶然现象,就没当回事。

可是,当天晚上,抽筋又一次来临,这次比早上持续的时间还长,我记得妈妈说过，小腿抽筋时要跷脚上的大拇趾，我使劲地用手扳脚趾，好像还真的管点用，一会儿难受劲儿就过去了。

之后的那一周，小腿抽筋频繁发生，有的时候一天能抽筋五六次，而且没有任何规律，以至我走路都有点紧张了，生怕哪一脚没走好，就会抽筋。按说我一直在吃医院开的孕期补钙药，不会缺钙啊，为什么还抽筋呢？

后来我向孕妈妈们取经，发现很多孕妈妈都有过这样痛苦的经历，有的孕妈妈一直到临产前都还在抽筋。

书上说，**这是孕后身体中雌激素变化的正常反应，只要不是特别严重，不需要治疗**。我妈说，孕妇就得食补，缺啥补啥，抽筋就得炖牛筋吃。我知道这没什么科学依据，但是病急乱投医，也炖了几锅吃了，后来，不知道是牛筋的效果，还是这劲儿自然过去了，反正三周之后这个问题就没有再出现过。我建议孕妈妈们，孕早期要注意饮食，**多吃含钙高的食品**，如虾皮什么的，补钙不是一天两天的事情，是长期工程。

这一周还有件重要的事情想和孕妈妈们交流，就是怀孕期其实是保护皮肤特别好的一段时间。有的孕妈妈问我，怀孕了还可以继续做美容吗？我的回答是：当然可以，而且由于雌激素的增加，美容可以起到事半功倍的效果。不过有两个问题要注意：第一，一定要去正规的美容机构，这样可以保证美容用品是安全的。第二，怀孕24周之后，身体渐渐地沉了，美容的时间不宜过长，一般一个小时左右为好。到了孕后期的时候，可能要在做到一半时，就是敷面膜之前，坐起来调整一下姿势。在怀孕期，如果能够抓住机会保养一段时间，生完宝宝之后，你这个漂亮妈妈可以年轻一大截呢。

另外，从这一周开始，孕妈妈的肚子大得非常可观了，所以一定不要懒惰，**要坚持天天给肚肚抹油，一周至少做一次肚膜。预防妊娠纹，已经到了最关键的时期。**

现在，我们的生活条件都好了，就要更多地追求生活品质。妈妈漂亮不但对自己好，对肚子里的小宝贝树立自信心也是很有好处的。

妇产科主任陈倩
温馨指导

孕妈妈如何应对小腿抽筋

进入妊娠中晚期后，孕妈妈大多会陈述一个症状，那就是小腿经常抽筋。造成小腿抽筋有以下原因：

1.体内缺钙。这是比较常见的原因，因为中国人的饮食以碳水化合物为主，乳制品摄入有限，如果不注意补钙，则容易发生钙摄入不足。为了保证胎儿健康生长以及满足孕产妇自身功能代谢的需要，孕妈妈要注重钙质的摄入与吸收。如果不重视补钙的话，就会发生抽筋情况，多见于小腿部位。

2.其他原因。平时我们受凉或疲劳时，可能会发生腿部抽筋，妊娠期间也有可能因此而抽筋。所以，孕妈妈平时要注意保暖，避免过度劳累以及很长时间保持一个体位等。另外，变换体位（尤其是截石位时）也容易导致腿部抽筋。

发生腿部抽筋时孕妈妈不要过于紧张，尽量试着放松，慢慢活动肢体，几分钟后就可以缓解了。

孕晚期流产的原因及症状有哪些

流产指妊娠 28 周前终止者，其中妊娠在前三个月终止者为早期流产，其后发生的为晚期流产。与早期流产的原因相比，晚期流产的原因一般有以下几种：

1. 胎儿畸形。

2. 宫颈机能不全。

3. 严重妊娠合并症和并发症。

4. 子宫畸形、子宫肌瘤等。

5. 外伤。

6. 过度劳累。

7. 其他。

如何进行乳房护理

妊娠期间，在雌激素、孕激素、人胎盘催乳素等作用下，乳腺的腺泡和导管都有进一步的发育，从而为产后哺乳做准备。乳房逐渐增大，蒙氏结节（即怀孕后乳房上长出的小颗粒的突起）明显，乳晕颜色加重，有些孕妈妈的乳房表面会有"妊娠纹"出现。到妊娠中晚期乳头会有少量的"溢乳"现象。这些都是比较正常的现象，不用特殊处理。对妊娠期乳房进行护理，要注意以下几点：

1. 根据孕周更换文胸，不但可以更好地保护乳房，亦可防止乳房下垂。文胸以棉质为佳。

2. 每天清洗乳头，但不要过度刺激，也不要挤压。如果乳头表面有少量结痂的话，可以用温热的毛巾湿敷后去痂。

3. 如果乳头凹陷，接近足月时，晚上清洗后可以轻轻向外牵拉。

4. 产后要注意清洁乳房，并避免乳汁淤积。

孕期"尿失禁"正常吗

妊娠后子宫逐渐增大，对盆底和膀胱造成一定压迫，使膀胱内蓄积尿液量受到影响，孕妈妈容易出现尿急、尿频的症状，有时还会发生"尿失禁"。面对这些情况，建议孕妈妈定时排尿，平时还要做一些收缩盆底肌肉的运动，加强盆底的功能。当然，尿常规的检查也非常重要，以便及时发现是否是泌尿系统感染所造成的不适，以免延误治疗。

营养专家陈伟
贴心提示

如何合理补钙

整个孕期，孕妈妈钙的摄入量应比孕前增加一倍，每天钙的需要量为1000 mg～1500 mg。钙的主要食物来源为牛奶和乳制品、小虾皮、海产品、豆制品、深绿色的叶菜等。奶类不但含钙量高，且吸收率也高，是最理想的钙源。蛋黄和鱼贝类含钙也高，植物性的豆类、蔬菜中也含有较高的钙，但因含有较高的植酸、草酸而利用率不高。

为了满足身体对钙的需求，应保证每天喝2袋牛奶、1袋豆浆。此外，可以多进行户外活动，接受阳光中紫外线的照射，这样能使体内产生促进钙吸收的维生素D。香菇、茴香、洋葱、猪肘、杏仁等都是本周不错的选择。

【原料】

主料：猪肘子 500 g，杏仁 20 g，蜂蜜、香菇各 50 g，鸡汤 200 g。

辅料：油、酱油、盐、葱片、姜片、大料、胡椒粉适量。

【做法】

①将猪肘子洗净去骨，放入开水中煮片刻捞出，抹上蜂蜜，再放入油锅中炸至金黄，切成 4~5 块。

②将杏仁放在盐水中煮熟，剥去外皮，摆在大碗底部。再将猪肘子放在杏仁上，将发好的香菇洗净后放在肘子周围。

③锅内放油烧热，加入葱片、姜片、大料、鸡汤、酱油、胡椒粉和盐，煮开后倒入大碗中。最后将大碗放入锅内蒸 10 分钟即可。

【特点】

肉烂味美而不油腻，可以补肾气，生津液，润毛发。含有丰富的钙，对胎宝宝的骨骼、头发和皮肤发育非常有利。

第26周:
食欲不佳的调整方式

本周宝宝大概长到了 34 cm,体重会到 800 g 左右。虽然长肉了,但宝宝还是很瘦,而且身上还有一层细细的绒毛。耳朵和眼睛都在努力发育着,如果这时妈妈触摸自己的肚子,宝宝已经可以感觉到,并能做出一些反应了。

孕期手记——
突然对食物失去了兴趣

我一直觉得,自己是"民以食为天"的忠实实践者。虽然我并不胖,但是一直很好吃,湘菜、川菜、粤菜、鲁菜、北京菜、东北菜都是我的最爱。怀孕之后,更是胃口大开。有一段时间,我爱上了重庆的毛血旺,每隔两天不去吃一次,就觉得整个人没精神。同事都说,看着我吃饭特别香。

而我这样"饭桶级"的孕妇,竟然有一天啥都不想吃了,就是突然没食欲,连最喜欢的毛血旺都提不起我的兴致。

仔细想想不愿意吃饭这事,有前兆。

怀孕之后,有个很特殊的经历,就是突然喜欢上了一种卸妆油的味道。那是一款茶树油香型的卸妆用品,以前我也一直用,各种味道的都用过,没有特别的偏好。可是怀孕到 23 周的时候,有一天洗脸,突然就觉得有种味道很好闻,就是手上的卸妆油的味儿,使劲地闻,而且闻不够,这脸也不好好洗了,就是站那儿闻味儿,十几分钟都不嫌多。这是从来没有过的经历。

接下来的两周,我就经常想念这种味道,香香的,让人想吃下去的感觉。那段时间我好像还有点控制不住地喜欢吃干龙眼，这是福建的特产，有时候一天能吃一整袋。

都说孕妇嘴刁，好像说的是怀孕前三个月的事。我在孕期前三个月没有任何饮食方面的问题，啥都吃，吃啥都香，可是到了怀孕中后期，对味道渐渐开始敏感。

我也知道闻卸妆油不好，毕竟是含有化学成分的东西，所以有点担心会影响宝宝的健康。于是每天尽量缩短卸妆的时间，使劲闻几下过过瘾就得了，后来干脆让自己彻底离开这个味道，换了一种卸妆油。

鼻子是有记忆的，从那天开始，我的食欲也大大下降了，看什么都不香，而且好像一整天不吃东西也不饿。我特别担心，因为我知道此时是宝宝疯长的时候（而且是长肉肉的时候），妈妈不吃宝宝哪儿来的能量啊，于是逼着自己少食多餐，把食物当药一样吃。我一下子理解了有些病人不想吃饭却不得不吃的感受，绝对很痛苦。那段时间，一说"吃饭"两个字自己就闹心，我从心里就开始抵触，好在对喝汤的兴致还没削减，每天便大量地喝各种汤。

我不知道是不是所有的孕妇都有过类似经历，但是我身边好几个孕妇都说曾经有过这样的阶段。我想怀孕期间似乎总是会经历一些和平时不一样的情况，现在想来我那时就是太紧张了，一顿饭吃不进去其实没什么，而我就把这当成了一件大事，家人也都跟着着急，然后欲速则不达，越想吃越吃不进去。这样的情况持续了两周。医生建议我增加一点运动量，我就开始步行锻炼，别说还真的很有效。走上两个小时，路上看到烤肠有点想吃，忍了，因为觉得不干净。很快又看到卖玉米的，这回忍不住了，也顾不上自己的形象，买了一个边走边啃。走回家，觉得有点饿，吃了一大碗米饭。

第二天继续，一点点增加运动量，发现饭量也在渐渐地恢复。

然后我就又开始进入啥都爱吃的阶段了。后来我再也没想起来过那种

172

A 40-WEEK
HAPPY
PREGNANCY

轻松好孕
40周

卸妆油的味道。孩子两岁的时候，朋友送给我一瓶那个茶树油味的卸妆油，我饶有兴致地打开闻了闻，一点感觉都没有，真怪。

怀孕的过程中总会碰到各种各样的情况，别着急，好的心态最重要。

妇产科主任陈倩
温馨指导

如何预防胎儿缺氧

胎儿缺氧分两个时期，一个是在妊娠期，一个是在分娩期，前者可以延续到后者。现在提倡住院分娩，因此分娩期监测胎儿是否缺氧的工作主要由产科医护人员完成。而在妊娠期间，为防止胎儿缺氧，孕妈妈应做好如下工作：

1.加强围产保健，及时发现并治疗妊娠合并症和并发症，因为这些疾病会影响到胎盘功能，导致胎儿缺氧。

2.妊娠32～33周后，每天按时认真地计数胎动。如果发现胎动的频次和幅度有明显变化，应及时到医院就诊，以免错过最佳救治胎儿时期。

3.妊娠晚期的胎心监护也非常重要，尤其是对有妊娠伴随疾病者或妊娠已超过预产期者。有时医院里做检查的人多，等候时间长，孕妈妈怕麻烦而省去很多环节，但做完胎心监护后，一定要请医生出示报告，确保一切正常后才能回家休息。有条件的，也可以进行远程胎心监护。

4.也可通过超声波检查来了解胎儿羊水量、生长发育情况，以及胎儿血流变化情况，从而帮助鉴别胎儿是否缺氧。

孕期洗头有哪些注意事项

对头发的护理是日常生活中必不可少的。几天不洗，头皮发痒不说，还会出现头皮屑，很不雅观。所以，孕期也需要每周洗2～3次头发。一般孕早期洗头没有太多不便，但到了妊娠中晚期，就有些笨拙了。一般情况下，随着沐浴就把头发洗了是最方便的。如果只能用盆洗头的话，注意尽量不要过度弯腰造成对腹部的挤压，不便时可以请家人帮忙。

此外，洗头时水温要适中，时间不要过长。洗完后要及时把头发擦干或用吹风机吹干，以免受凉。

羊水多或少会影响胎儿健康吗

宝宝生长在孕妈妈的子宫腔内，其周围会有羊水包绕。妊娠早期，羊水的来源多为胎膜的渗出液，而到妊娠中晚期，羊水最主要的来源则是宝宝的尿液。羊水不但可以缓解胎动给孕妈妈带来的不适，而且对宝宝肠道和肺的发育也起到至关重要的作用。羊水量随着妊娠的进展而增加，到了晚期，胎盘功能开始减退，羊水量也会有所减少，一般为800 ml～1000 ml。

目前对妊娠期羊水量的评价主要靠超声检查，有经验的产科医生也可以通过腹部检查，初步判断出羊水量的多少。

羊水过多或过少都在不同程度上反映出母亲和胎儿的异常。

羊水过多主要见于开放性神经管畸形、胸腹壁裂伴脏器外翻、消化道闭锁、妊娠糖尿病、羊膜绒毛膜炎等。

羊水过少见于胎膜破裂、胎盘功能明显减退、胎儿畸形（比如泌尿系统发育异常）等。出现前两种情况需要尽快住院甚至急诊入院。胎膜破裂通常发生在妊娠晚期或分娩过程中，也可能发生在未足月时。但是，胎膜破裂一般就意味着妊娠即将结束。如果是早产性胎膜早破，医生会在严密监测、促胎肺成熟及预防感染的基础上适当延长孕周。如果是由于胎盘功能差造成的羊水过少则需要提前分娩，使宝宝尽早脱离不良的宫内环境。如果是胎儿畸形的话，则需要进一步的产前诊断。

孕期可以用蚊香吗

如果能用物理的方法驱赶或消灭蚊虫是最理想不过了。但如果无效，可以适当使用蚊香类产品。使用蚊香时，最好先关闭门窗，孕妈妈和家人可以趁这段时间出去散步，回来通通风、散散味道就可以了。

营养专家陈伟
贴心提示

如何预防孕晚期食欲不振

孕晚期，随时发作的宫缩疼痛常常让孕妈妈无法正常进食，甚至发生呕吐，严重影响营养的摄入。为了防止营养不良造成分娩困难，可以利用宫缩间歇期来进食，做到少食多餐，每天进食4～5次。饮食上，可以多选择富含糖分、蛋白质、维生素而且容易消化的食物，如蛋糕、面汤、稀饭、肉粥、点心、牛奶、藕粉、苹果、西瓜、果汁等。

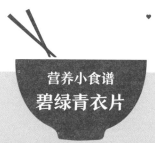

营养小食谱
碧绿青衣片

【原料】

主料：小白菜、青衣鱼肉各 400 g，胡萝卜花数片。

辅料：蒜蓉、料酒、姜片、蛋白、油、淀粉、盐、麻油、胡椒粉、糖、生抽各适量。

【做法】

①小白菜洗净，切成两段，加姜片、油及盐炒至八成熟，盛出备用。

②鱼肉洗净抹干，顺着直纹切厚片，加入蛋白、淀粉、盐、料酒拌匀，腌 20 分钟。泡麻油。

③将生抽、盐、糖、淀粉、麻油、胡椒粉加少许清水调成芡汁备用。

④烧热锅，下一汤匙油爆香蒜蓉、胡萝卜花，再将鱼肉下锅，加料酒，加入小白菜及芡汁料拌匀即可上碟。

【特点】

碧绿青衣片营养丰富，而且小白菜含有丰富的纤维素，能帮助孕妈妈消化。

孕照，记录人生最美丽的时刻

本周宝宝已经长到了 36 cm 左右，重量也有 900 g 左右了。这段时间，宝宝的大脑发育到了一个崭新的阶段，变得非常活跃。宝宝的听觉已经发育得很好，许多宝宝已经长出了头发，变得更漂亮了。如果宝宝是个女孩，那么小阴唇已经突出。如果是个男孩子，那么睾丸还没有降到阴囊里。

孕期手记——
漂亮的孕期照，失不再来

怀孕期间，我拍过不少照片，有一些是孕妇杂志邀请我拍摄的，还有一大部分是我的好朋友梨花的作品。

当时拍摄的时候没有什么感觉，甚至觉得有点麻烦，因为每次拍摄都需要准备一大堆东西，回来还得收拾。但是第一次拍完看到成片，我立刻就觉得**不管花多大力气都应该拍下这些美丽的照片，这是我们这一段人生的记录，**而且很有可能这辈子就只有这一次。

如今我的女儿已经 3 岁多了，再回头看那时拍的照片，每次都觉得很震撼。女儿经常指着照片说："妈妈，这里面是我！"

拍摄了那么多次照片，自然就有了很多拍摄的经验，现在我要毫无保留地写出来和你们分享。

第一，拍孕照不一定要花很多钱，可以在自己家中的一个角落布置一下，让你的老公充当摄影师。可以多拍一些照片，反正现在是数码时代，可以多拍些出来再挑选。而且拍照片是要练习的，在这个过程中你也可以准确地找到自己哪个侧面最好看。我有一个小窍门，就是要巧妙地利用道具。比如我有一组很喜欢的照片就是利用了一束马蹄莲，有了道具就不会拘束，要不老觉得手没有地方放。

第二，如果是到专业摄影公司去拍照，准备工作一定要做好，因为不仅机会难得，还花了钱。衣服是最重要的准备，纯色的衣服比较合适，因为孕妇照突出的是肚子，如果衣服过于花哨就会喧宾夺主，而且衣服最好是短款，这样可以使大肚子不显得突兀。还有一个小窍门就是多带几条围巾，最好是各种类型的。其实，很多孕妇照的衣服就是用围巾裹出来的，孕妇的裤子一般也不好看，用单色大围巾来裹，这样出来的效果会很好。我的孕期照大部分的裤子、裙子都是用围巾裹出来的。除了围巾，还可以戴一点头饰，因为衣服不适合过于复杂，头发上如果能点缀一下，效果会非常好。

可能很多妈妈会问，如果拍照，可以化点妆吗？我认为，只要是安全的化妆品，一定没有问题。因为我在怀孕期间一直坚持工作，经常会化一些淡妆，为此事还和医生咨询过，医生的回复也是肯定的：**可以化妆，但是化妆品要用安全可靠的。**

第三，我们的孕期照完全可以充满创意，摄影棚里的不一定就是最好的。比如，我有一组照片是在北京大学校园中拍摄的外景，那个时候我已经怀孕八个多月了，正好在北大读硕士，就请来梨花和我一起游北大，顺便拍摄了一组很有创意并且很漂亮的外景孕期照片。我们找的地方人都很少，便于换衣服，而且已经提前计划好拍摄和穿衣的顺序，所以非常方便。后来看片子的时候我自己都很激动，没想到效果会那么好。这样的外景照你可以请会摄影的朋友帮忙，也可以自己和老公在公园中拍摄，将来这些都会是你无比珍贵的回忆。

最重要的是，在不断地拍摄中，我得到了很多乐趣和自信。我相信，这些东西，宝宝一定感受得到！

妇产科主任陈倩
温馨指导

胎儿头大正常吗

宝宝的发育过程中，有一段时间会出现头重脚轻的体形，相信大家都看过胎儿发育过程的图释。我想提出这个问题的朋友是在看胎儿超声报告并核对数值时，发现宝宝头的径线有点大，于是担心会不会长得不匀称。

超声医生测量胎头，一般选择双顶径和头围来表示。有时双顶径大一些，头围则在正常范围。即使两个指标都大一些，只要内部结构没有发现异常，也不用过分担心，因为头形跟遗传也有关系。

照相会影响孕妈妈或胎儿健康吗

近年来盛行拍孕装照，从而给这一不可复制的人生时刻留下美好的永久记忆。照相是利用光学原理成像，对孕妈妈和宝宝没有影响。

但是孕妈妈去照相馆、工作室拍照时，往往会装扮得非常华丽，摄影师、化妆师的技巧让自己觉得更自信。在照相过程中，孕妈妈会更换许多造型、服装，甚至在肚子上画上各种卡通图案。如果你要照这样一套照片，往往要花费很长时间，这时就要事先和摄影师等工作人员做好沟通，安排好时间，并在此期间保证正常的饮食、适当的休息，而且要注意保暖，以免着凉患病。孕妈妈照相时，最好有家人陪伴，如果出现不适，须及时终止拍照，安全最重要。

其实，我想说的是，孕期不定时地拍些生活照也是很好的，记录下生活化的自己更真实、更亲切。平时孕妈妈可以用相机、手机随时记录一些重要事件，比如：第一次获知怀孕的欣喜，第一次去做产前检查，或者哪怕是第一条妊娠纹的出现等。孕期照片也不要只局限于孕妈妈自己，与准爸爸的合影，与其他家人、朋友的合照都会给你留下温馨的记忆。黑白照、彩照、录像等不同的表现形式，都可以采用。

胎盘血窦对孕妈妈和胎儿健康有影响吗

胎盘是母亲和胎儿之间相互联系的重要器官，功能非常多，包括营养、代谢、分泌、免疫等。胎盘贴附在子宫内壁上，随妊娠的进展逐渐变大。一般正常足月时，胎盘直径大约为 20 cm，厚度 2 cm～3 cm，重量 500 g～600 g，大约是宝宝体重的 1/6。

胎盘里面含有大量血液，因为母胎之间的交换都要通过血液来完成。正常情况下，胎盘结构均匀，但有时局部会出现血窦或血池，一般容积不大。如果临床上看到胎盘内有血窦形成，通常不用担心，也无须治疗。但如果过多时，有可能会影响胎盘的功能，这时就应在医生指导下进行处理。此外，还需鉴别有无胎盘异常。

孕期健忘正常吗

从事妇产科工作三十多年来，经常会听到一句话："一孕傻三年！"其实太夸张了，有点太小看孕妈妈的智商与能力了。即使有些孕妈妈记忆力减退也没关系，只要保证做每一件事情时尽量集中精力就可以了。如果孕妈妈真的爱忘事，碰上有什么重要的事可以先用笔记下来，以便及时查询日程。

营养专家陈伟
贴心提示

孕期应避免食用加工食品

从健康的角度来说，过多的加工食品对孕妈妈并无好处，如罐头等。因为罐头类食品在生产过程中加入了一定量的食品添加剂，如人工合成色素、香精、甜味剂等。另外，为了延长食物的保质期，几乎所有的加工食品均加入了防腐剂，这对孕妈妈，尤其是胎儿的发育非常不利。

从营养学角度来看，罐头食品在生产过程中要经过高热蒸煮杀菌的工序，于是这类食品的营养成分有很大流失，尤其是水果、蔬菜类罐头。还有很多罐头中加入了大量盐类，孕后期吃太多可能会加重水肿。因此，孕妈妈最好多吃新鲜天然食品来补充营养素。

营养小食谱
猪心党参黑豆汤

【原料】

主料：猪心 1 个，党参 15 g，黑豆 15 g，冬菇 6 个。

辅料：葱、姜、盐各适量。

【制法】

①黑豆预先浸泡过夜，冬菇浸软去蒂。

②猪心洗去血污，切成 2 块，放入沸水中略焯水后盛起。

③党参略冲洗后放入煲内，注入 2 杯清水，以中火煲成 1 杯水待用。

④注入适量水于煲中，放入猪心煲约 10 分钟，除去水上的浮油及泡沫，然后加入姜、葱及黑豆以慢火煲约 1 小时，放入冬菇、党参和水、盐，改以中火煲约 30 分钟便可食用。

【特点】

猪心对孕妈妈血虚、气虚等有疗效，配以党参煲成汤，更能使血行通顺，补血强心。

孕晚期提示

- 餐后散步能缓解胃部胀满的不适感，尤其对有妊娠糖尿病的孕妈妈而言，餐后的运动更为重要。

- 孕期保持体重的小窍门：一、孕早期不要一下子把自己吹成气球。二、少食多餐不是一句空话。三、坚持做力所能及的事情。

- 只要肚子不疼，宫缩的频率不高，一般都是假性宫缩。但是如果宫缩伴随着疼痛，而且次数比较多，就要引起高度重视。

- 妊娠后有些孕妈妈乳头会有少量溢液或溢乳的现象，这是激素变化的结果，不用恐慌。

- 胎动是孕妈妈在妊娠中晚期自我监测宝宝的一个很好的指标，一般建议从妊娠 32 ～ 33 周后开始计数。

- 孕晚期，孕妈妈应多食用富含蛋白质的豆制品、海产品及坚果类食品。

- 怀孕到 36 周，就要为母乳喂养做准备了。

- 生之前要准备好一个箱子，里面放上孕妇和宝宝的必备品，临产时一提起来就可以直接去医院。

Part

Three

孕晚期

28～40 周

A 40-WEEK
HAPPY
PREGNANCY

第28周:
孕妇也要动起来

本周宝宝大约有38 cm长,1200 g重,几乎占满了整个子宫。上下眼睑都已经形成了,眼睛也可以随着自己的心意张张合合了。鼻子发育得更加成形,面目更加清晰,皮肤是暗红色,皱纹少了一些。宝宝的大脑有了进一步发展,而且依旧非常活跃。有些专家认为,宝宝现在已经可以做梦了!

孕期手记——
做适量的运动

怀孕到第28周的时候,我感觉自己的身子的确比以前沉了,最明显的一件事就是穿鞋、脱鞋时开始觉得气喘吁吁。自己做很多事情的时候不自觉地会放慢速度,我先生说我像一只蜗牛。

不过和宝宝的感情却越来越深厚了,她似乎已经可以听懂我的话了,开始和我有了互动。而且我家宝宝特别心疼我,每天我睡觉的时候她也睡,从来不折腾,我醒了她才开始变得很活跃。

这周开始,早上醒来有鼻腔充血的现象,好在不是很严重。我问了身边的孕妇们,她们也有这个问题,喝了很多水也没有改善,医生说是正常现象。

我一直希望能够自然生产,所以怀孕之后从来没有间断过做运动。其实不管什么样的生产方式,运动都是特别有必要的,生命在于运动嘛。

孕妇到底比较适合哪些运动呢?我自己的经验可以总结为一句话:千里之行,始于足下。

我从小就很喜欢走路,怀孕之后,那些运动量大的肯定是不适合我了,所以走路就成为我最重要的运动方式。

孕妇走路，讲究三句话：快慢结合，边走边唱，少量多次。这都是我自己总结出来的，但是经过了很多姐妹测试，还是很实用的。

快慢结合就是指不用总是慢悠悠地走，在公园里小河旁，那些没有车辆比较安全的地方，完全可以快步走 5 分钟，再慢走 10 分钟，再快走。因为孕妇需要一定的运动量，光慢走还真的达不到量。

边走边唱这是个习惯，你不用在乎别人的眼光。边走边和孩子进行交流很好，大人心情舒畅，孩子的胎教也顺便进行了。给孩子唱歌是最好的交流方式，也可以朗诵，或者跟他说说话也可以。规律的运动和胎教可以帮助孩子形成最初的生活习惯，养成乐观的态度。

少量多次，这和少食多餐是一个道理，运动量一次过大肯定不行。因此，建议每次走路不超过半小时，一天如果可以走三次最好。如果你是一位还在上班的妈妈，可以利用午餐后休息时间和下午茶时间在院子里溜达溜达，也非常有利。

除了走路，我还知道游泳也是不错的孕期运动。我有一个同学，孕期前八个月一直坚持每天游泳，怀孕期间身材也保持得不错，关键是生宝宝的过程特别顺利，大夫说这和她坚持游泳有很大关系。当然，我是个旱鸭子，所以这项运动我还真的没有尝试过。

近年来，**孕期瑜伽也很流行**，我觉得孕妈妈有空也可以去练习。其实说到底，只要是安全的运动孕妈妈都可以做，关键在于孕妈妈们的心态。

有些孕妈妈自从怀孕了就变得很懒，总是觉得身体不舒服、不想动，其实孕期运动很重要，宝宝的健康成长也需要妈妈的运动，"除了吃就是睡"的生活方式不健康，也不利于生产。我们是怀孕，不是生病，不能把自己当病号养着。

妇产科主任陈倩
温馨指导

怎样合理安排孕期运动

不论是孕妈妈还是非孕妈妈，都应该养成锻炼身体的好习惯，运动方式可以根据自身兴趣和场地条件来决定。现在，国内外围产医学界都越来越重视孕期的运动问题，需要强调的是，孕妈妈应在妊娠前就养成运动的习惯，并将这个良好习惯延续到孕期及产后。

我总跟来做保健的孕妈妈讲，医生所建议的孕期运动应贯穿整个妊娠期。一般妊娠早期最初去做保健的时候，医生就会向孕妈妈宣教运动的益处，如增强体质、参与调控体重、愉悦心情等，并对孕妈妈的身体和宝宝的状况进行初步的评估，如果一切都正常，将是最棒的。在以后每一次产检中，医生也会不断评估孕妈妈的状况，并根据情况来调整其运动量。不过并不是所有的孕妈妈都可以进行运动，运动的绝对禁忌症包括严重心肺功能异常、前置胎盘、胎膜早破等；相对禁忌症包括控制欠佳的 I 型糖尿病和妊娠高血压等。

孕妈妈可以在整个孕期开始或持续进行常规的体能运动计划（每天进行 30 分钟或更长时间的中等强度运动）。但要注意避免对孕妈妈或胎儿有潜在受伤风险或者会增加关节负荷的活动，如仰卧起坐、滑雪、慢跑、打网球等活动，可以采用快走、游泳、固定自行车、瑜伽体操等活动。如果运动中或运动后孕妈妈出现宫缩、阴道出血、胎动异常、头疼头晕等不适，建议立即停止运动，静息，保持安全体位，并及时与医生联系。

那么怎样才算达到中等强度的运动呢？有几种标准可以供大家借鉴：

1.运动中会稍有出汗，呼吸、心跳会适度增加。

2.简单计算为快走的活动量（4～6 km/h）。

3.达到适当的孕期运动强度时，心率为最大心率的60%～70%（最大心率=220－年龄）。

每一位孕妈妈可以根据自己的作息时间、兴趣爱好选择孕期的运动。具体的运动可以分段进行安排，但一定要坚持，让我们一起来运动吧！

孕妈妈散步的好处和注意事项

相对游泳、固定自行车、体操等运动形式，走路是孕妈妈最常选择且容易完成的运动方式，因为它非常方便，不受场地、器械、技能等限制。孕妈妈每天进行一定时间的散步，既可以沐浴阳光，呼吸新鲜空气，又能锻炼身体。餐后散步能缓解胃部胀满的不适感，尤其对有妊娠糖尿病的孕妈妈而言，餐后的运动更为重要。除了一般速度的散步外，孕妈妈每周还可以进行2～3次30分钟左右的快走。

孕妈妈散步时要注意选择安全的地点，最好选择树木花草多的地方，避免去交通拥堵、人员稠密的区域，以防出现外伤碰撞。另外还应根据天气情况选择好着装，最好穿棉质衣服，外套可以选择方便穿脱的，这样行走后出汗可将外衣脱掉。鞋子也很重要，要穿厚的软底鞋，不能穿高跟鞋或硬底鞋，以免出现崴脚及足痛等不适。如果有可能，最好有丈夫或家人陪伴，还可以带上少量的水，口渴时少量饮用。

如何提高顺产概率

分娩是由四大要素组成：产力（宫缩）、产道（骨盆）、胎儿（大小、位置）和心理因素。

宫缩只有在临产后才能评估，而且当宫缩不佳时，医生会仔细检查原因，实施相应的措施以改善宫缩。对于骨盆大小，我们并不能主动改变什么，因为它是人体逐渐发育后成形的。所以，胎儿大小和自己的精神因素是孕妈妈要主动参与调节的两大因素。合理均衡的膳食营养、适量运动以及良好的生活起居方式、合理的体重增长是保证宝宝出生时拥有适宜体重的关键。我们希望大家的宝宝出生时是中等体重大小（3300 g 左右）为佳。同时，乐观向上的开朗性情、勇于面对困难的坚强信念、与医护人员良好的互信关系以及家人的关怀和支持，都有助于提高顺产概率。

现在许多助产机构为孕妈妈开展了各种服务项目，如孕妇学校让孕妈妈了解生产的过程，消除恐惧感，增强与医护人员的互信度。另外，家人陪待产、导乐陪待产、镇痛分娩等，都对促进自然分娩有一定好处。

胎儿在腹中抖动，是正常情况吗

宝宝在孕妈妈的肚子里自由自在地运动着，有时孕妈妈会感觉到腹部内出现一种动感，它有节律，但比心跳的速度慢，持续一会儿后往往自行消失。有时这种动感连续出现，有时隔几天才出现。其实这是宝宝在"打嗝"，不用特殊处理。

营养专家陈伟
贴心提示

孕期美食如何与运动相配合

从妊娠早期开始，孕妈妈就该学做一些保健操。刚开始练习时，不习惯的孕妈妈可能会觉得累，如果是这样就不要太勉强自己，可以逐渐增加运动量。此外，饭后定时散步也有益健康。活动量可以根据自己的体力决定，不过即使到了孕晚期也应有少量的活动。适当的体育锻炼既能促进机体的新陈代谢、加速血液循环、增强孕妇的心肺功能，又能帮助孕妈妈更好地消化，进而增进全身肌肉的力量。整个妊娠期间，如果能坚持不懈，即使营养过剩，也不会加入肥胖妈妈的行列，而且可以使全身肌肉有力，一旦分娩就能应付自如，因此适当运动能够使孕妈妈受益匪浅。

在饮食方面，注意补充含优质蛋白质的食物，增加肌肉合成，减少过多脂肪的堆积，比如每天保证瘦肉 150 g（包括鸡鸭鱼肉等）、鸡蛋 1～2 个、牛奶 250 ml～500 ml、豆制品 100 g～200 g 等。运动前吃点肉干、豆干等小零食，运动如果超过半小时则应补充水分，运动后喝袋牛奶，既补水又补充蛋白质，确保孕妈妈摄取足够的优质蛋白质。

190

A 40-WEEK
HAPPY
PREGNANCY

轻松好孕
40 周

营养小食谱
桃仁火腿炒虾球

【原料】

主料：大虾 500 g，核桃仁 150 g，火腿 20 g，胡萝卜 10 g。

辅料：大葱 3 段，生姜、油、水淀粉、盐、味精、胡椒粉适量。

【做法】

①将核桃仁放入开水中煮 5 分钟，捞出，用清水冲洗待用。

②水中放盐，用旺火煮沸，再放入核桃仁煮 3 分钟，放在碗内用水浸泡 30 分钟，捞起待用。

③火腿切小片，胡萝卜去皮切丝，葱切丝。虾去壳去肠，洗净后在背部切一刀，用盐腌制 10 分钟。

④将腌好的大虾放入油锅中炸熟，捞出沥油。

⑤锅内放油，放入姜爆香，再放入虾、胡萝卜翻炒，用水淀粉勾芡，加入葱、火腿和核桃，再放入盐、味精、胡椒粉翻炒片刻即可。

【特点】

香脆酥软，富含不饱和脂肪酸，对孕妈妈来说是健脑、补肾、强体的美味佳肴。

第29周：

控制体重很关键

本周宝宝大概有 40 cm 长，1300 g 重。宝宝终于胖了些，不再瘦得让人心疼了，褶皱的皮肤也显得光滑了。现在，如果有光亮透过孕妈妈的肚子照进去，宝宝就会睁开眼睛去寻找光源，看来宝宝的视觉已经发育得相当完善了。除了视觉，宝宝的其他感知能力也发育得比较好，对外面的刺激可以做出很明显的反应了。

孕期手记——
我想长成一只"蚂蚱"的体形

怀孕以后，蚂蚱成了我的"偶像"，大肚子，细胳膊细腿，我多么向往的体形啊！每次去检查，医生都在鼓励我，控制体重很正确。我个子不高，如果超重，将来生孩子会非常困难。

怀孕已经到 29 周了，体重是 102 斤，怀孕之前我是 84 斤，这样算来，七个月我长了 18 斤，这是我有史以来体重的顶点了，以前从来没有超过 90 斤的时候。遥想当年，我那小腰，窈窕淑女啊！时过境迁，我一尺八的腰噌噌噌地长到了二尺五，而且这几周还在以每周一寸的速度飞速增长，孩子爸也只能"望腰兴叹"了。

即使是这样，我依旧是孕妇中最苗条的那一个。而且由于我怀孕前底子打得比较好，孕后又一直非常注意体重的问题，所以我看上去真的很像一只蚂蚱，大肚子，细胳膊细腿，双下巴也没出来，简直是心想事成！

当然，我这样做阻力还是很大的。在很多中国妈妈和婆婆的眼中，怀孕了，就应该大吃大喝，让身体肆无忌惮地长，最好长个五六十斤才好。我妈我爸每次打来电话都在提醒我，多吃点，孩子就能长得比较壮。看看身边的孕妇，常常是这样的情形：妈妈，狂吃狂睡不运动，远处走来像座山；宝宝，又瘦又小不爱动，出生时候还费劲。当然我也不敢和老爸老妈唱反调，就天天苦口婆心地给他们讲，现在已经是新时代了，提倡的是科学育儿，怀孕全程体重增长不超过 25 斤就可以了。

看过一本叫作《命》的日本小说，作者是一个单亲妈妈，她在书中详细写了自己怀孕的过程。其中有一段让我记忆犹新，就是作者怀孕八个月时去做检查，当时体重增加了 30 斤，这在国内看来真的很正常，并不算多。不过你知道日本的那个产科医生怎么说吗？她非常生气地批评这位孕妈妈："30 斤，在你这个月份简直太超重了，你这样会让你的孩子得上中毒症，会有生命危险。我在这家医院工作了二十年，从来没见过体重长这么多的孕妇，你必须住院控制体重，最好在生之前能减掉 3～4 斤。"看到这儿，你是不是觉得日本的这个医生小题大做呢？我开始也是这样认为的，但是后来看了很多资料，发现国外对孕妇的孕期体重控制得很严格。我想，随着医学的不断发展，一定会有更多的孕妈妈学会科学怀孕的。

从怀孕 28 周开始，每两周就必须做一次全面的孕检。随着去医院的次数明显增加，我和很多孕妈妈变得熟悉起来。以前每次我们谈的话题都是最近有什么不舒服的感觉，或者最近不想吃什么，现在我们的话题更多转到了体重增长上。一来是因为这几周大家都面临着体重增长的高峰期。有个孕妈妈说她一周就长了 6 斤，这样总体体重增长就很难控制了。另一个孕妈妈怀孕 29 周，体重长了 43 斤，现在已经出现了高血压的症状，医生要求她必须控制体重。还有一个原因是很多孕妈妈每天都看我的博客，知道我在给大家总结一些保持体重的方法，所以在医院碰到我，当然不会放过一个交流的好机会。大家问得多了，我自己也就认真地总结出了一些孕期保持体重的小窍门，下面这些都是我试过的，与大家分享。

方法一：孕早期不要一下子把自己吹成气球。

怀孕早期孕吐反应过后，有一段时间胃口是非常好的。我记得大概是 12~16 周之间，天天都觉得饿，和我同一时期怀孕的 Lisa 也有同感，所以这个时候就要注意不要一下子把自己吹成一个薄皮气球。因为真正长体重的时候是在怀孕后期，前期长太多，后期就控制不住了。我和 Lisa 怀孕 16 周时都是长了 10 斤。

方法二：少食多餐不是一句空话。

既然要控制体重，那就要掌握方法了，我自己觉得比较好的方法是少食多餐。这个道理大家都懂，可是真正能做到的人并不多。孕妇能吃这是共识，眼见着山珍海味、饕餮美食，自己却不能一顿吃到饱，那是什么滋味啊！在这种情况下，少食多餐常常成了一句空话。可是，亲爱的孕妈妈们，要想控制体重，这可是最好的办法。想想宝宝的健康，想想产后艰难的恢复过程，让我们一起少食多餐吧。

方法三：坚持做力所能及的事情。

怀孕以后，孕妈妈一下子成了家里的重点保护对象，不知不觉就变得懒惰了！不过我可没有这样的好运气，老公忙得天天晚上 10 点才下班，我要自己做饭、收拾家，还有一大堆工作，每天累得躺下就睡，从不失眠，所以我常常羡慕那些被人照顾的孕妈妈。但时间长了我发现，自己的事情自己做还有一个很好的好处，那就是可以帮助我坚持运动，保持体重。所以，怀孕之后千万不要变得太懒。

我孕期健康控制体重的方法大概就是这些，现在的我还是很健康，也很漂亮，同事们经常夸我比以前更有女人味了。

妇产科主任陈倩
温馨指导

如何避免孕期肥胖

是否能成为漂亮的孕妈妈，体重可是评价的重要指标之一。怀孕了，随着宝宝的长大，妈妈的体重也会有所增加，这点无可非议，只是要适"量"。严格来讲，正常情况下如果孕前体重指数正常，孕期体重会平均增加 12.5 kg。根据妊娠前的体重指数（kg/m^2）可将孕妈妈分成体重不足、标准体重、超重和肥胖四组，对于孕期体重总体增长的推荐范围和妊娠中晚期每周体重增加推荐值（2009 年 WHO 推荐），大家可以参看下表"对号入座"：

孕前 BMI（kg/m^2）总体体重增长		总体体重增长范围（kg）	孕中晚期的体重增长率平均（范围）（千克/周）
体重不足	<18.5	12.5～18	0.51（0.44～0.58）
标准体重	18.5～24.9	11.5～16	0.42（0.35～0.50）
超　重	25.0～29.9	7～11.5	0.28（0.23～0.33）
肥　胖	≥30.0	5～9	0.22（0.17～0.27）

孕期体重增加过重或过轻，都会给母亲和胎儿带来孕期和远期的不良影响。如果孕期体重增加过多，会导致巨大胎儿、妊娠高血压、妊娠期糖尿病、晚期胎死宫内、头盆不称、引产失败、难产、肩难产、人工助产（尤其是剖宫产）、胎儿窘迫、新生儿窒息等发生率增加。相反，如果孕期体重增加不够，也就是体重过轻，会增加早产、胎儿发育迟缓、低出生体重儿等风险。

另外，如果孕妈妈在妊娠前体重过重，也会增加妊娠期及分娩期的风险，如胎儿畸形、妊娠高血压疾病、非胰岛素依赖性糖尿病、充血性心力衰竭等。这既不利于孕产妇健康，对新生儿也会造成许多不良影响，如高（低）出生体重儿、新生儿低血糖症、新生儿红细胞增多症、新生儿高胆红素血症、产伤等。

现代医学研究表明，孕妈妈体重增长异常、新生儿体重异常，还会使新生儿远期成年期疾病发生率增加，比如：肥胖、心血管疾病、血脂异常、胰岛素抵抗等。所以，孕妈妈要努力与医生、家人协调好，做好健康的孕期体重管理和营养管理。

如何应对静脉曲张

妊娠后由于子宫逐渐增大，对盆底的压迫作用也会增大，会使盆腔和下肢的静脉血液回流受到影响。有些孕妈妈存在下肢静脉瓣结构功能问题，逐渐会加重下肢静脉血液瘀滞，使静脉管壁变薄。如果发生在近体表的下肢静脉，在下肢皮肤上会看到弯曲的像蚯蚓状的静脉膨出，并伴有下肢肿胀感。长期站立、体重偏重的孕妈妈更容易出现这种情况。

预防下肢静脉曲张应注意合理控制孕期体重的增长，避免长时间站立并加强运动。如果发现有下肢静脉曲张出现，注意适当休息，抬高下肢，平时穿着弹力袜，以促进静脉回流。如果局部出现破溃、感染，要及时就医。

孕妈妈饭后尿糖呈阳性正常吗

孕期尿检时，许多孕妈妈会对尿糖阳性感到困惑和不安。妊娠期间，由于肾脏血流量增加，肾小球滤过率、回吸收会发生变化。针对血糖来讲，妊娠后肾脏排泄糖的阈值（一个领域或一个系统的界限称为阈，其数值称为阈值）下降，易造成尿糖阳性，尤其在饭后尿检时更容易出现。但如果空腹时反复出现大量尿糖，且伴有酮体阳性，则应该进行血糖检查，以判断有无妊娠糖尿病。即使是餐后尿糖阳性，但如果伴有酮体，也需要注意。

胎心异常即预示胎儿心脏异常吗

胎心异常有可能预示胎儿心脏异常，尤其是当心率或心律异常时。所以，在排除胎儿缺氧的前提下，胎心异常时要进行产前超声诊断，必要时还要进行胎儿超声心动图的检查。

营养专家陈伟
贴心提示

合理控制体重预防妊娠高血压

本周，胎宝宝的体重稳定增加，为与胎宝宝的体重增加相适应，孕妈妈需合理控制体重。如果孕妈妈体重增加过快，就需适当控制饮食中能量的摄入；如果胎宝宝生长过缓，孕妈妈应该在医生指导下，摄入富含优质蛋白质的食品来补充营养。而孕妈妈体重的增加容易带来血糖、血压的升高，因此孕期饮食中应坚持低盐、高铁、高镁和高钙的原则，预防体重变化引发的贫血和高血压。山楂、黄瓜、番茄、海带、木耳等是适宜本孕周的食物。

营养小食谱
猪腰炒木耳

【原料】

主料：猪腰2个，木耳15g，芹菜1根。

辅料：姜、葱、生抽、淀粉、盐、糖、高汤、料酒、油各适量。

【做法】

①猪腰横切，除去里面白色部分，切片，用水冲洗数次后，再于清水内浸3小时，其间需要多次换水。

②木耳用清水浸开洗净，加高汤及盐、糖各半茶匙，煮片刻，沥干水分待用。

③芹菜洗净，切段（保留芹菜叶，因为芹菜的营养成分主要集中在叶部）。

④烧热锅，下油放入猪腰，微炒后盛起。

⑤再下油爆香姜、葱，加入木耳，猪腰回锅，再加入芹菜炒至熟，加入剩余辅料即成。

【特点】

芹菜配合猪腰、木耳同炒，是夏日一款清淡而有益的菜肴，对有高血压的孕妈妈非常有益。

第30周：
假性宫缩开始出现了

本周宝宝的身长大概 42 cm，体重差不多 1500 g。宝宝身上的肉越来越多了，不过随着宝宝一点点长大，胎动会渐渐变少。如果宝宝是个女孩，那么阴蒂已经出现，但是还没有被阴唇覆盖住。如果是个男孩的话，那么睾丸正在从腹腔沿着腹沟下降。

孕期手记——
肚子为什么总是硬邦邦的

怀孕到这一周，应该说，四分之三的孕期已经过去了，接下来只剩 10 周了，而且很多宝宝急性子，38 周左右就叽里咕噜地跑出来了。如果这样算，结束大肚子的日子就有盼头了。当然大家要记住，怀孕最后这 10 周才是最"沉重"的日子，肚子的增长速度几乎可以按天算，每天好像都会长大一点，而孕后期的各种问题也会突出显现，比如妊娠高血压、妊娠糖尿病等。所以，最后几周我们要学会百般呵护自己。

体重控制得不太好的孕妈妈可能会发现由于自己胖得太快，肚子、大腿、臀部都会出现妊娠纹。我在前面就说过，预防妊娠纹最重要的就是别一下子长太胖。在这里再次提醒孕妈妈，最后的 10 周，每周长一斤还算正常，再多就属于"问题孕妇"了。

我在怀孕 30 周的时候，出现了假性宫缩的现象。

这是个很专业的名词，应该说所有的孕妈妈都会有这样的经历。发生假性宫缩时，最初的感觉就是在没有任何征兆的情况下肚子突然"抽筋"，感觉有一股气流一样的东西从肚子里走过，然后就不由自主地摸肚子，肚子硬邦邦的，像实心的铁球一样，没有什么疼痛的感觉。过程大概持续45秒，就一切正常了。

第一次有这样的感觉，是在我怀孕30周左右。当时根本不知道怎么回事，就是觉得不舒服，但是摸着"铁疙瘩"也害怕啊，急忙给医生打电话咨询。医生回答，可能是假性宫缩。这样的感觉肯定是宫缩，**但是只要肚子不疼，宫缩的频率不高，一般都是假性宫缩**。因为怀孕才30周，离生产还早，属于正常现象。但是如果**宫缩伴随着疼痛，而且次数比较多，就要引起高度重视**。因为宫缩如果比较严重，就要小心早产，早产的前兆就是宫缩频繁，而且伴有疼痛，如果出现这样的问题一定要及时就医。

我的假性宫缩也没有什么规律，一天大概会出现四五次，每次持续不超过一分钟。每次我都特别担心宝宝，肚子突然这么硬，宝宝会不会很难受啊？所以每次肚子一硬我就赶紧安慰宝宝，"宝宝，马上就好，别着急啊！"肚子里的宝宝似乎可以听得懂我的话，马上就会动一下，算是安慰我吧。

从这一周起，这样的现象可能会经常出现。孕妈妈这个时候要注意减少工作，尽量不做危险动作，有宫缩出现时尽量坐着休息一下，工作的事能做多少做多少，千万别强撑。我当年就是比较要强的妈妈，总觉得自己没问题，怀孕30周时还在自己开车，现在想想也挺后怕的，如果再有一次怀孕机会，我一定会更加小心，为自己，更为肚子里的那个宝贝。

妇产科主任陈倩
温馨指导

如何辨别真假宫缩
临产的宫缩具有节律性、对称性、缩复性及极性。临产时每4～5分钟有一次宫缩，以后间隔缩短，每2～3分钟一次，持续30～40秒，并伴有逐渐加强的痛感。这样的宫缩才可能有效地缩短宫颈管、扩张宫口，并迫使宝宝下降。

在妊娠期，孕妈妈也会有宫缩的感觉，有些甚至在孕中期就可以感觉到，医学上称为Braxton Hicks（无痛性宫缩）。它不具有规律性，每天几次至十几次，且不伴有痛感。发生这种宫缩时，孕妈妈会突然觉得腹部发紧或有酸胀感，持续时间短，没有其他不适症状。

胎儿脐带绕颈怎么办

脐带是连接胎儿和胎盘之间的索条状器官，足月时，长度大约为30 cm～70 cm。脐带里面有三根血管（两根脐动脉和一根脐静脉），由羊膜包绕，里面有华通氏胶填充，对血管起到保护作用。由于脐带有一定的长度，宝宝又爱运动，所以，就可能会发生脐带绕颈或脐带缠身的现象，而且并不少见。现在超声检查已非常普遍，所以如果发生脐带绕颈，一般产前就会知道了。当孕妈妈拿到胎儿脐带绕颈的超声报告单时，往往还没有关注其他细节，就会焦急地问医生："我的宝宝脐带绕颈怎么办啊？有危险吗？有什么矫正的方法吗？"

一般来说，胎儿脐带绕颈是无须特殊干预和矫正的，因为不能保证宝宝的运动不会再次导致脐带缠绕。当然，妊娠期间脐带因素也有可能造成胎儿宫内急性缺氧（比如突然缠绕过紧或胎儿手突然握紧脐带等），但并不多见。作为孕妈妈来讲，认真计数胎动是自我保健的有效方法。我常跟孕妈妈说，做妈妈不是只在产后，在妊娠期也要做一个负责任、充满爱心的妈妈，要严格按照医生建议的方法去计数胎动，当胎动次数出现异常时，要主动到医院检查。

存在胎儿脐带绕颈的孕妈妈分娩时，医生会按常规检查胎心、观察羊水形状以及产程进展、胎儿下降的情况。脐带绕颈1～2圈时，绝大多数可以顺利进行自然分娩。如果脐带缠绕圈数过多，由于脐带本身长度有限，必要时可考虑剖宫产。

孕妈妈患有乙肝会影响胎儿健康吗

中国的乙肝病毒感染者较其他国家要多些，所以，孕妈妈中经常会有乙肝病毒携带者。围产保健中，一般会建议检查乙肝五项以及 HBV-DNA[1] 的水平，以判断孕妈妈体内是否有 HBV 复制活跃，也就是判断其传染性。如果发现有明显的传染倾向，且母胎传播风险大，就会建议孕妈妈去传染病院保健及分娩。

乙肝病毒可以通过胎盘，会造成母亲和胎儿垂直传播，但不是绝对的。妊娠期间是否要使用乙肝特效免疫球蛋白或抗病毒治疗，目前国内尚无统一的定论。如果伴有肝功能异常，需要进行保肝治疗。携带乙肝病毒并不是剖宫产的指征，不过如果孕妈妈携带乙肝病毒的话，宝宝的乙肝免疫就需要按照国家规定进行相应处理。

胎儿提前入盆正常吗

宝宝的先露部（胎儿最先进入骨盆的部位，绝大多数为胎头）一般在36～37 周左右进入骨盆。如果初产妇妊娠 38 周以后胎头还没有入盆，称为胎头浮。

临床中，有时宝宝入盆较早，提前入盆的宝宝一般都比较小，胎儿深深地"陷入"骨盆内。发生这种情况时，医生会观察是否有宫缩，并通过超声检查测量宫颈管的长度。如果没有问题，就只需要继续观察，无须特殊处理，但要注意避免过度劳累等。如果出现宫缩、阴道出血、阴道流液等情况，应及时就诊。

---

[1] 乙肝病毒 DNA 定量。

202

A 40-WEEK
HAPPY
PREGNANCY

轻松好孕
40周

营养专家陈伟
贴心提示

促进宝宝大脑发育的营养素

这一阶段，胎宝宝的味觉、视觉和大脑都进入了发育关键期，孕妈妈要多补充增强体力和促进胎宝宝大脑及神经系统发育的营养物质，像蛋白质、钙、锌、镁、维生素 B_6、维生素 D、维生素 E 和叶酸等。

维生素 B_6 是大脑和肌肉组织生长发育的必需品，孕妈妈摄取足够的维生素 B_6，可以促进胎宝宝大脑中的血红素和神经传递素的生长发育。维生素 B_6 的主要食物来源有鸡肉、大比目鱼、金枪鱼、红薯、烤土豆、大豆、干枣、香蕉等。

营养小食谱
烧茄盒

【原料】

主料：猪肉 100 g，茄子 200 g，面粉 50 g，鸡蛋 1 个。

辅料：麻油、油、酱油、盐、白糖、葱、姜末适量。

【做法】

①猪肉剁成馅，加酱油、葱、姜末、麻油、盐拌匀。

②茄子洗净去皮，顶刀切成 1 cm 厚的片，每两片的边缘有一定连接，中间放入肉馅。

③鸡蛋打碎放入面粉拌成糊状，在茄盒开口处蘸上面糊。

④锅内放油烧热，把茄盒放入炸至两面金黄，捞出。待茄盒全部炸好后再放回锅中，在锅内加适量白糖、酱油和少量盐、水，烧沸即可。

【特点】

外酥里嫩，鲜香可口。含丰富的蛋白质、脂肪、碳水化合物、维生素 B_1、维生素 B_2、烟酸、铁、磷、钙等。对改善孕妈妈的浮肿状态和营养不良，以及促进胎宝宝的牙齿、骨骼和大脑发育都很有帮助。

第31周：
你也遇到了晨僵吗？

本周宝宝的身长大约有 43 cm，体重约 1800 g。宝宝的身体会一直发育，直到与脑袋比例协调。每个器官都更完善，比如肺和消化系统基本上已经发育完成。现在宝宝已经拥有了消化液，对味道也更敏感，小脑袋可以从一边转到另一边。肉长得更多了，皱纹更少了。宝宝喝掉的羊水，已经可以排到体外的羊水里了。

孕期手记——
晨僵，我的早晨从中午开始

不得不承认，怀孕过程中有很多事情是我没有想到的！

刚怀孕，还基本感觉不到宝宝存在的时候，就有不少姐妹给我讲述"痛苦经历"：什么怀孕后期腿会肿得像大象啦，脚会长大两个码啦，走路会摇摇摆摆啦……这似乎成了每个孕妈妈孕晚期的"必经之事"，听得我全身发毛，甚至对孕晚期有点恐惧。

从怀孕 20 多周起，我就开始每天关注我的双腿，怎么看怎么不像会肿成象腿的样子啊，依旧纤细如初。我有时都在怀疑这样两条细腿怎么能支撑住我的大肚子呢？去商场的时候，我每次都会试试新款的凉鞋，主要是试试自己的脚是否还穿得下 35 码的鞋子，几次下来，觉得一切都好，我暗自庆幸自己没有那么多可怕的症状。所以在身边的朋友看来，我怀孕的这些日子简直就是在享受，享受新生命的成长，似乎各种身体不适都离我很远，直到怀孕的第 31 周……

这一天，我像往常一样八点半睁眼，躺在床上，和宝宝开始交流。自从有了胎动之后，我每天早上都会躺在床上和她说说话，通常这个时候宝宝就会很配合地左三圈右三圈地动动。当妈的感觉真是不错！可是这一天，我却觉得手一直很麻，运动了一下手指，竟然觉得很痛，抬手一看吓蒙了，左手戴戒指的中指已经肿成紫色的了，其他手指头也都不能弯曲。我也顾不上和宝宝说话了，以迅雷不及掩耳之势跑到卫生间，给中指涂上香皂，想先把戒指取下来。香皂根本没用，我开始后悔没听过来人的经验之谈了。早在怀孕五个月的时候就有一位姐姐告诉我，不要戴戒指了，手会肿，等到有一天摘不下来可就惨了。我当时觉得我的戒指很松，洗脸时不注意还会掉下来，所以根本没当回事，这下可惨了！

我天真地想可能是刚起床的原因，也许一会儿消肿了就可以取下来了。当然我也没忘了给《快乐生活一点通》栏目组打电话求救，看有什么取戒指的好办法，他们给了我两个小窍门：一、用护发素，效果比肥皂好得多！我急忙试，没用，我的手肿得太厉害了！二、用保鲜膜，方法是把保鲜膜塞到戒指和手之间，然后利用保鲜膜光滑的外表把戒指摘下来。我找来保鲜膜后发现，根本不可能把它塞进去，因为手指和戒指之间根本没有任何缝隙，我的天！

我就这样把手举得高过头，期待血液回流，手指能尽快消肿。时间就这样流逝，到十一点半了，手指一点都没有消肿，反而肿得更厉害了，而由于手一直高举，肩膀痛得要命。无奈的我选择了到金店去找人帮忙，店员看了看我的手指，建议我用他们的特殊工具将戒指锯开，这是最简单的办法了，收费 50 元，我立即付费，要求尽快解决。

后来，戒指断了，手指解放了，中指的皮肤已经被勒破了，血肉模糊，看着很是吓人。但是我还是觉得很开心，总算知道孙悟空为什么那么怕紧箍咒了，像我手上戴个戒指都受不了，要是头上戴一个那还不得疯掉？

我以为这事就这样过去了，可是没想到更可怕的事情还在后面。从这一天开始，每天早上起床之后，我的手指都是麻木的，左手比右手厉害，五根手指一点都不能弯曲。好在是左手严重，右手基本可以操作刷牙、洗脸、化妆等臭美之事，但如果一不小心用力弯曲了左手，那种疼痛是钻心的，有的时候眼泪都会疼出来。后来我慢慢学乖了，早上起来会先很轻柔地动动手指，知道自己的最大限度，然后尽量少弯曲它。

最麻烦的事情要算早上开车上班了，手没有办法握住方向盘，只能扶着它。幸亏是自动挡，要是手动挡就惨了，早上我的手是绝对挂不上挡的。

这种痛苦是很难说出来的，因为从外观看，手指并不是很肿。我突然想到过去做健康节目的时候，介绍过一种疾病——风湿。得风湿病的人，手指骨节会变得很突出，而且每天早上手都是僵硬的。所以风湿病人中流传着这样一句话："我们的早上从中午开始！"我怀疑自己是不是得风湿病了，赶紧在我的博客圈里发了个帖子，咨询一下过来人。结果发现很多妈妈都会有这样的症状，只不过大多是发生在腿上和脚上，而我可能体重还可以，所以就发生在手指上了。她们建议我晚上不要喝太多水，症状可以减轻，我试过之后，发现效果并不明显。我还是不太放心，又去找产科专家，结果证实我遇到的就是孕妇晨僵问题，很多孕妇都碰到过这种情况，生了宝宝就可以自然恢复。生了宝宝？我的天，还有 9 周的时间，我有时都担心自己挺不过来了！

不过有了医生的诊断，我心里的石头落地了，不是风湿就好，生了宝宝可以恢复就好。在怀孕前 30 周，我还真的没遇到过明显的身体不适，我以为怀孕就是一件很轻松的事情，现在自己经历了晨僵，才想起那句话：当妈是一件不容易的事！

大约半个月后，晨僵的症状渐渐消失。

妇产科主任陈倩
温馨指导

妊娠浮肿的表现及应对方法

妊娠期间浮肿很常见，有些孕妈妈甚至"见怪不怪"了。有些浮肿是正常生理性的，但有些则是病理性的，如果是后者就要格外注意了。

为什么说妊娠期间下肢浮肿有可能是"正常"的呢？我们知道，随着妊娠的进展，处于盆腹腔当中的子宫越来越大，会对盆腔和下肢的血液回流形成一定阻碍。所以到了妊娠中晚期，有些孕妈妈的足踝、下肢会在午后开始肿胀，压一压有小坑，到晚上临睡时情况最严重。待夜间卧床休息时，子宫的压迫作用减轻，而且卧位的方式也将减少子宫对大血管的压迫，下肢组织中蓄积的大量水分会回到血液循环中。同时夜间肾脏工作效率依旧，通过夜间排尿，可以把循环中多余的水分代谢出来。因此每天晨起时，孕妈妈就会发现下肢的浮肿明显减轻甚至消失了。在临床中这种情况最常见，在一定程度上也说明我们的身体有良好的调节功能。

对在孕期需要长时间站立工作、长久坐着不活动以及体重过重的孕妈妈来说，更容易出现下肢浮肿。

下肢浮肿的孕妈妈要注意以下几个方面：

1. 定期产检，及早发现水肿现象。

2. 做好适宜的体重管理。

3. 不要长时间站着或坐着，每隔1～2小时进行适当活动，尽量将下肢抬高。

4. 午间如能卧床小憩最佳。

5. 晚上尽早上床，可以用薄枕或棉毯将下肢抬高，左侧卧位。

6. 注意适当调换鞋子。

208

A 40-WEEK
HAPPY
PREGNANCY

轻松好孕
40周

7. 袜口不要过紧，实在不行，可以将袜口边的松紧部位剪几处小豁口。

如果进行上述处理后水肿消失不明显，甚至上延至腹部、面部，并伴有少尿等不适情况，就应警惕是否已存在疾病。此时，即使还没到预约复诊的时间，也应该主动求医。常见导致浮肿的疾病有：子痫前期、肾炎、肾病、心功能不全、下肢静脉栓塞或炎症、免疫系统疾病等。医生会根据孕妈妈的实际情况进行相应的检查和治疗。

发生脐带脱垂怎么办

脐带脱垂是指胎儿尚未娩出前脐带下降至胎先露的下方，甚至从宫颈口脱出。如果发生脐带脱落，脐带会在胎体和宫壁间受压，将造成胎儿急性缺氧，胎儿或新生儿死亡率就会非常高。早产、臀位胎膜破裂时易发生脐带脱落，宫口开大后破膜，脐带会随着羊水的流出被"冲出来"。

脐带脱垂分为隐形脱垂和显性脱垂，后者较为常见。当外阴发现脐带、阴道检查或肛查中发现条索状物（有时有搏动感）、胎心突然减速或消失时，都要考虑到脐带脱垂的可能性。

怀疑脐带脱垂时，孕妈妈应立即抬高臀部，减轻胎体对脐带的压迫或使脐带回缩。此外，还要马上听胎心、吸氧，并及时送至医院，医生会根据情况还纳脐带。如果遇到紧急情况，在评估胎儿有极大存活可能性时，则立即终止妊娠。终止妊娠时，需要新生儿科医生在场负责新生儿的救治。

如何处理乳房溢液或溢乳

妊娠后有些孕妈妈乳头会有少量溢液或溢乳的现象，这是激素变化的结果，不用恐慌。但如果量比较大，其中有血性分泌物或伴有乳房包块时，要去乳腺科进行进一步排查。正常的乳房溢液和溢乳无须特殊处理，只需保证乳头清洁即可，同时不可挤压。

经历过剖宫产的孕妈妈以后都要剖宫产吗

大多数人认为"一次剖宫产，次次剖宫产"，这种说法是不正确的。围产保健时，医生会仔细询问孕妈妈既往妊娠史和分娩史，对既往剖宫产分娩的原因及出血、感染等情况做充分了解，并了解剖宫产手术与此次妊娠之间的年限。有剖宫产史的孕妈妈在妊娠期和分娩期有可能发生子宫破裂。所以，保健过程中，医生会关注原子宫切口部位的情况，比如用超声观察子宫下段的连续性等，以便及早诊断先兆子宫破裂。

如果上次剖宫产手术指征不存在，且胎儿体重大小适中，可以进行阴道试产。但在产程中要严格掌握使用缩宫素的指征，并保持严密观察，遇有产程进展不佳或胎心异常时，就要改变分娩方式。如果需要再次进行剖宫产手术，宜选择择期手术。如果有既往手术史，盆腹腔正常结构会发生改变，加上粘连等因素，会增加手术的难度及邻近脏器损伤的风险。

所以，孕妈妈在选择分娩方式时，应听从产科专业人员的建议，不必要的剖宫产手术会增加以后手术的风险，且增加出血、损伤的可能性。

营养专家陈伟
贴心提示

如何通过饮食缓解水肿

水肿是怀孕 29 周后经常遇到的现象，本周孕妈妈除了继续前几周的饮食外，还应多吃缓解水肿的食物。如果孕妈妈常吃盐分较多的食物，会加重水肿和高血压状况。因此，孕妈妈应少吃辛辣和味重的食物。同时，孕妈妈还要避免长时间站着或坐着，避免穿紧身内衣。经常把腿抬至与臀部一样高，能有效缓解水肿现象。在食物方面，黑鱼、番茄、菜花、淡海带、冬瓜、西瓜、洋葱等都有助于缓解水肿。

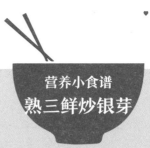

营养小食谱
熟三鲜炒银芽

【原料】

主料：绿豆芽 150 g，熟瘦肉、熟鸡肉各 80 g，熟火腿丝 50 g。

辅料：油、麻油、精盐、白糖、味精各适量。

【做法】

①先将绿豆芽放入清水中去外壳，洗净，沥干水分待用。

②将瘦肉、鸡肉切丝备用。

③把炒锅置于火上，起油锅，放入少许精盐，绿豆芽入锅，用旺火快速煸炒数下。加入瘦肉丝、鸡肉丝、火腿丝煸炒，点入白糖、味精、精盐调味，淋上麻油拌匀，即可食用。

【特点】

清热消毒，利尿消肿。孕妈妈食之，可以增加营养，防治妊娠期营养性水肿等症状。

第32周：

易养型还是难养型

本周宝宝的身长大概有44 cm，体重可以达到2000 g左右。如果宝宝是个女孩的话，她的大阴唇会明显隆起来，左右两片会紧紧贴在一起。如果宝宝是个男孩子的话，他的睾丸也许已经进到阴囊里面，但是有些宝宝的睾丸会在出生那一天才进到阴囊里面。总的来说，在这一周，宝宝的生殖器已经快要发育成熟了。

孕期手记——
孕妈妈的性格决定宝宝的命运

这篇文章是宝宝出生之后才写的，因为我一直想验证一件事：妈妈的性格对宝宝的影响到底有多大？怀孕期间什么样的状态才最有利于宝宝的健康？

宝宝大致可以分为易养型、难养型、启动缓慢型、混合型，而我的女儿就属于易养型的孩子。

她很顺利地养成了定时吃饭的好习惯。1岁多就不尿床了，还会自己上厕所；语言能力明显高于同龄孩子；聪明懂礼貌，见人就爱笑。这些都会让我觉得养个孩子并不费劲。每当我看到有妈妈追着孩子喂饭，看到孩子为了要一个玩具躺在地上大哭的时候，就庆幸自己的孩子真好养。

易养型，这是心理学上的一个术语，美国心理学家经过多年的研究得出的成果显示，从各个方面来看，按照孩子的气质可以把孩子分为四种类型：易养型婴儿、难养型婴儿、启动缓慢型婴儿和混合型婴儿。

易养型的宝贝大约占孩子中的40%，他们的身体功能运作十分规律，适应性很强。举个例子，我女儿到一个陌生的地方很快就可以适应新的环境，很快就可以找到新环境中她感兴趣的东西，认识新朋友，心态乐观，积极向上。她两岁半上幼儿园，第一天去也会哇哇大哭，但是不到一周就融入了新的生活，每天早上起床会主动说要去幼儿园，并没有让我们很费心。后来换了一家幼儿园，那是一家纯英语教学的幼儿园，按说孩子应该很不适应，但是女儿很棒，一次都没有哭过，没几天就和外教老师打成一片。而这种快速适应环境的能力、易养的气质是在孕期就已经开始培养的。所以我觉得有句话说得特别对：好妈妈从怀孕开始。

我有几个经验可以分享给孕妈妈们：

第一，怀孕之后不要把自己当病人。怀孕是人生中的一个正常过程，如果孕妈妈总是觉得自己这里不舒服，那里很难受，尤其是到了孕后期，身体渐渐地沉重起来，很多时候都要靠我们的意志力挺过来。什么叫幽默，就是在自己特别不舒服的情况下，还能讲段子，还能嘻嘻哈哈，这就是生活态度。孕妈妈就得有这样的生活态度，自己阳光了，乐观了，孩子就会跟着阳光乐观。

第二，能自己做的事情就尽量自己完成。自力更生，这是怀孕以后我们得记住的一个词。当然，作为孕妇，身边的人肯定会照顾你，但是我们自己得先有个好的心态，能自己走就不用别人扶，这样肚子里的宝宝就会和你一样坚强。

第三，遇到困难不退缩。在整个孕期，我们可能会碰到各种各样的困难，比如我有好几次都是单项检查不合格；比如我选择做那项看上去挺可怕的羊水穿刺；比如到了孕后期我有早产的征兆等。有困难的时候，要想办法解决，而不是自己哭泣难受。难养型的婴儿有一项很重要的指标就是：具有消极心境，适应新环境缓慢，遇到困难会退缩。我认为，**孕妈妈首先应该把自己变成易养型的孕妇，孩子才有可能成为易养型的婴儿。**

根据心理学家的研究，易养型的婴儿将来出现问题的概率会比较小，而难养型和混合型的婴儿青春期时更容易成为问题少年，所以，咱得把眼光放得长远一些，为了孩子的一辈子，快快乐乐地做孕妇。

妇产科主任陈倩
温馨指导

孕期怎样对胎儿进行自我监护

孕妈妈每天都关注自己的宝宝，其实就是一种对宝宝的自我监护。妊娠早期，宝宝的运动还不能被孕妈妈感触到，只能通过超声波检查或听胎心来证实宝宝的活力。一旦可以感受到胎动时，胎动就是一种非常好的监测指标。妊娠32～33周前宝宝的神经系统还没有发育成熟，胎动没有明显的规律，此时不要求孕妈妈每天刻意去计数胎动，而此后就需要每天计数胎动了。除了胎动的频次和规律，宝宝运动的强度（或称为力量）也需要关注，如果宝宝很躁动，同样需要去医院检查。

现在医疗监测仪器在逐渐发展，到了妊娠晚期或者临近晚期时医生会建议孕妈妈进行胎心监护的检查，有条件的还可以在家通过远程监护系统进行胎心监护。

第一次胎动何时开始计数

胎动是孕妈妈可以感受到的来自宝宝的活力。当宝宝发育到一定时期，神经系统逐渐成熟，宝宝的运动会形成一定的规律性。每一位宝宝的运动都有自己的规律特征，所以，关于胎动问题孕妈妈无须与他人"攀比"。我们建议从妊娠32周以后，每天定时计数胎动次数，比如每次餐后半小时计数一个小时，然后把一天三餐后计数好的胎动数加起来除以3，就是平均每小时的胎动次数了。每一个宝宝每日的平均胎动次数不会有太大的波动，如果增减幅度超过 50%，则应到医院咨询检查。另外，胎动异常的情况还有：每小时胎动不到 3 次；每小时超过 40 次；强烈地、持续不停地胎动或踢动；每次胎动都很微弱；等等。计数胎动是孕妈妈妊娠晚期的一项作业，一定要凭着对宝宝负责的态度认真完成。如果你有严重的孕期合并症或并发症，医生可能还会有额外的指导意见。

如何在家做胎心监护

现在许多助产机构都可以进行远程胎心监护，非常方便，避免了孕妈妈在医院长时间等候。建立远程胎心监护后，孕妈妈随时可以与院方联系并做胎心监护。目前这项检查的费用不高。孕妈妈一般都能承受，特别适合于高危妊娠者。

在租用远程监护仪器前，医院的工作人员会向你详尽介绍操作要领。做检查前先联系院方或远程监护中心，自己寻找到可以获取最佳胎心音的位置，然后开始监护。工作人员会根据收获的图形质量对孕妈妈给予即时指导，告知是否需要重新放置胎心探头等。一般胎心监护需要 15～20 分钟，结束时会告知结果是否正常。如果异常，会建议孕妈妈到医院做进一步检查。

怎样缓解孕期疲劳

为适应妊娠的进展，孕妈妈身体各器官系统的功能代谢明显增加，需氧量也增加，加上体重增加明显，所以很容易感到疲劳。孕期疲劳很正常，一般不需要特殊处理，只需要协调好工作、学习和生活之间的关系，适当增加休息，保证营养的合理均衡，就可以得到缓解。如果经过上述措施，疲劳症状无明显缓解或进一步加重，就要及时就医，进行必要的相关检查。

营养专家陈伟
贴心提示

食用补品时需要注意哪些问题

对分娩有帮助的营养素主要是能够补充热能、蛋白质、脂肪、微量元素和维生素的营养素。然而目前市场上的多数补品并不以补充蛋白质、维生素为主。食用补品的孕妈妈应在全面了解其有效成分后，再进行有针对性的补充。其中需引起注意的是，很多人希望通过人参、桂圆之类的补品来补中益气，但实际上服用过多人参可产生抗利尿作用，易引起水肿，还可能加重妊娠呕吐和高血压，甚至导致流产。而且胎儿对人参的耐受性很低，母亲吃太多人参补品可能会导致死胎。除了人参外，鹿茸、鹿角胶等食品也应避免。另外，孕妈妈在补充脂溶性维生素时应注意不要过量，过多的鱼肝油、维生素D等都会引起食欲减退、毛发脱落、维生素C代谢障碍等。所以，如确实需要补充营养素，也一定要在医生的指导下进行。

营养小食谱
贵妃牛腩

【原料】

主料: 牛腩 500 g, 胡萝卜 250 g。

辅料: 香菜、姜、葱、辣豆瓣酱、番茄酱、盐、糖、生抽、料酒、甜面酱、油、八角各适量。

【做法】

①胡萝卜去皮洗净, 滚刀切块。

②牛腩洗净, 放入开水中煮 5 分钟, 取出冲净, 再放入开水中煮 20 分钟, 取出切厚块, 汤留用。

③烧热锅, 下 2 汤匙油, 爆香姜片、葱段、辣豆瓣酱、番茄酱、甜面酱等, 加入牛腩爆炒片刻。加料酒, 放入剩余辅料烧开, 改慢火煮 30 分钟, 加入胡萝卜煮至熟, 以少许淀粉水打芡, 装碟时放上香菜即成。

【特点】

肉类中, 牛肉的营养成分最高, 能增强孕妈妈的体力, 补充元气。胡萝卜含有大量维生素 A, 能增强抵抗力及保持良好的视力, 更是胎宝宝牙齿、头发和指甲生长所必需的营养素。

第33周:

好爸爸法则

本周宝宝已经大约有45 cm长，2200 g重了，而且宝宝的体重要开始猛增了。宝宝现在会长很多肉，皮肤越来越舒展，而且很有光泽。骨骼变得更坚硬，但是头骨很柔软，而且每块之间都会有一定的空隙。在这一周，宝宝的脑袋要下降到骨盆里了。

孕期手记——
准爸爸的10条法则

孩子没到出生那一天，准爸爸很难和宝宝建立起亲密关系。他也知道老婆肚子里的是自己的骨肉，也知道自己要当爹了，可是让这些大老爷们儿时刻惦记那个素未谋面的小东西，的确有点难为他们。

我怀孕时曾经试着让我家婉儿爹和宝宝经常对话，可是他很少这样做，可能觉得很不习惯。终于有一天他行动了，却只说了一句话："宝宝，爸爸困了，明天再和你说话啊！"然后就翻身睡大觉了。我当时觉得又可气又无奈，心想："这是不是你的孩子啊，你竟然这样不上心！"后来宝宝出生了，特别是会说话之后，和她爹好得不得了，有时看得我都要嫉妒了。但扪心自问，我应该客观地说，我女儿绝对有个超级爱她的父亲。

回顾整个孕期，我和孩子的父亲还是觉得有些遗憾。

其实，妻子怀孕的这280天，真的是男人应该珍惜的一段日子。这里我给准爸爸们列出10条法则，做到了，你就是个好丈夫和好爸爸。

1. 要清楚地认识到这是老婆最需要你关心的一段日子，她很辛苦地挺着肚子，为你们的未来创造生命，所以要心疼她，感谢她。

2. 从知道老婆怀孕那一天起，要每天摸着她的肚子说一遍："我爱你，爱孩子！"

3. 认真学习从胎儿到婴儿的所有知识，和老婆一起研究，因为养孩子不是她一个人的事。

4. 生男生女是男人的事，因为这取决于精子的染色体是 X 还是 Y。也就是说，女性卵子的性染色体都是 X，而男性精子的性染色体如果是 Y，X+Y 就是男孩；男性精子的性染色体如果是 X，X+X 就是女孩子了，所以生男生女这事和女人还真没关系。

5. 努力赚钱，赚的就是买奶粉的钱了。

6. 要经常摸着老婆的肚子和宝宝说话，这是开始当爸爸的表现。

7. 老婆怀孕期间有时可能会感觉闷，可能会心情不好，老公应该尽量多抽时间陪她，放弃无聊的应酬和耗时间的网络游戏。

8. 老婆半夜想吃东西，也许不是真的想吃，而是想看看你是否肯为她半夜爬起来顶着寒风去买东西。态度决定一切，这个时候如果不去，不用我说你都知道后果是什么吧？

9. 如果老婆已经在家休产假了，那么她一个人会很无聊，老公应该每隔一段时间慰问一下。

10. 关于将来谁来带孩子、孩子怎么带，要尽早商量，最好形成家庭决议写在纸上，这样可以避免很多代际矛盾，比如婆媳矛盾，或者翁婿矛盾。

最后一条很重要，千万不要小看，我见过很多因为老人来带孩子，最后有了矛盾甚至导致离婚的事例，所以最好在孩子没有出生之前形成家庭生活的基本规则，比如夫妻俩约定好一定不要在老人面前争吵。在带孩子的问题上和老人有分歧时由一个人作为代表和老人讲，要是婆婆来，最好由她儿子自己来讲；丈母娘来，最好是女儿来讲，这样可以最大程度地减少矛盾。

没有孩子之前，是两个人的世界，有了孩子，常常是两个大家庭的事情。所以，作为即将升格为爸妈的你们，一定要记住，**情商高比智商高更重要，大家庭和谐了，你们的宝宝才可以健康成长，**这其中做丈夫的要付出很多精力。我这"准爸爸的 10 条法则"，准爸爸们可要铭记在心啊！

妇产科主任陈倩
温馨指导

如何选择分娩医院

选择合适的分娩医院，应注意以下几点：

1. 最好选择平常进行常规围产保健的医院，这样便于医生、护士迅速、全面地了解你的孕期情况。

2. 如果你有严重的妊娠合并症或并发症，或有早产可能，应选择有综合救治能力的综合医院，且要有新生儿病房或新生儿重症监护病房。

3. 离家近，这也是一个重要因素。妊娠期间有许多不确定因素，妊娠晚期随时可能发生临产、胎膜破裂、出血等症状，如果你选择的医院离家比较远，再加上交通拥堵，就容易耽误救治的时间。另一方面，离家近也方便家人探视或送些可口的膳食给孕妈妈。

4. 预先了解一下你选择的分娩医院的相关费用情况，这也是一个不可回避的因素。

孕晚期应注意的问题及如何应对

妊娠期间孕妈妈或多或少都会有些不适，到妊娠晚期有些问题将相对突出，需要正确应对。下面我们就来介绍孕晚期可能出现的几个问题及应对方法。

1. 仰卧位综合征。

随着妊娠的进展，子宫变得越来越大，如果仰卧时间过长，巨大的子宫会压迫到下腔静脉，造成下肢静脉回流受阻，回心血量减少，心排血量下降，最终出现血压降低现象。这时候孕妈妈会发生恶心、呕吐、头晕、心慌等情况。所以平时应注意不要长时间仰卧，一旦出现症状，及时转至左侧卧位，症状多能自行缓解消失。

2. 胃灼热。

孕晚期巨大的子宫会将胃上抬，孕激素又会造成胃肠蠕动减缓，进食后食物在胃内停留时间易变长。因此，有些孕妈妈会觉得胃部不适，有灼热感。如果发生这种情况，应每天少食多餐，进食容易消化的食物，如面食等。

3. 胎儿生长受限。

胎儿生长受限一般有两方面原因：一是胎儿自身存在先天异常。对核对孕周无误，自妊娠早中期开始的生长受限，需要做产前诊断。二是胎盘功能减退造成的。一般都是在妊娠中晚期出现的胎儿进行性生长受限，主要见于严重的妊娠合并症和并发症患者，也见于营养不良者。所以，治疗这类疾病，补充营养非常重要。如果不能缓解，建议提前终止妊娠。

4. 预防产后静脉血栓。

孕妈妈血液处于高凝状态，如果活动量少，妊娠期就容易发生血栓性疾病，产后更是如此。为预防血栓疾病发生，孕期就应注意合理饮食，避免体重过度增长，并保持良好的运动习惯。产后（无论是阴道分娩还是剖宫产分娩）均要尽早活动，防止血液瘀滞。

5. 何时休假。

如果妊娠期间一切顺利，其实并不需要休假。但到了妊娠晚期，随时都可能出现分娩发动、胎膜破裂等情况，何况家中也需要做一些相应的准备，所以孕妈妈可以在妊娠 37～38 周后选择停止工作，在家休息，好好做一下身心准备，迎接宝宝的出生。

6. 提前住院。

如果孕期平顺，并且可以阴道分娩，就没有太大必要提早入院待产。医院的环境以及周边的病人，反而易使孕妈妈感到紧张和焦虑。但如果孕妈妈患有妊娠合并症或并发症，或有其他必要原因，可以适当提前入院待产。

如何避免巨大胎儿的产生

似乎所有的孕妈妈都担心自己的宝宝小，觉得生个胖宝宝有面子，但是，从医学的角度来讲，宝宝的体重适中最重要，生个 6 斤多的宝宝就很理想了。巨大胎儿是指出生体重 ≥ 4000 g 的新生儿，巨大胎儿会增加孕妈妈分娩的风险，容易出现难产、手术产率增加、产后出血等情况。巨大胎儿本身也容易出现产伤、高胆红素血症、红细胞增多症等问题，从长远角度看，还易导致肥胖、心血管疾病、糖尿病等。

导致胎儿体重过大的原因有以下几种：

1. 遗传因素，源于父母双方。

2. 饮食营养过量，运动消耗不足。

3. 孕妈妈存在糖代谢异常，包括糖尿病合并妊娠、妊娠期糖尿病等。母体血糖高，通过胎盘这个中介，就会使胎儿处于高糖环境中。

4. 某些胎儿畸形，比如脑积水、胎儿水肿等。

大多数情况下，巨大胎儿是可以预防的。因此，妊娠期间要注意以下几个方面：

1. 定期产检，及时评价孕妈妈和胎儿体重增长的速度。

2. 合理均衡的膳食营养，适量的运动，保持良好的生活方式。

3. 积极治疗妊娠糖尿病，有效地控制血糖等。

胎位不正怎么办

胎产式是指胎儿的脊柱与妈妈脊柱之间的关系，如果平行，称为纵产式；如果垂直，称为横产式（俗称横位）；如果形成一定的角度，称为斜产式（俗称斜位）。横位及斜位肯定是异常胎位。在纵产式里面，95% 的胎儿先露头位（胎儿最先进入母体骨盆入口的部位），也有臀位的情况，后者也属于异常胎位。

之所以形成异常胎位，有来自母体和胎儿两方面的原因，包括骨盆异常、子宫畸形、子宫肌瘤、前置胎盘、胎盘低置、脐带过短、脐带缠绕、胎儿畸形（常见为脑积水）等。所以，一旦发现胎位异常时，医生会仔细检查原因，然后根据具体情况做出相应的对策。如果胎儿体重比较大，为避免母婴风险，目前多以剖宫产终止妊娠。

营养专家陈伟
贴心提示

避免巨大胎儿的饮食方法

孕晚期，胎儿处于皮下脂肪积贮、体重增加的阶段，若孕妈妈饮食不当，极易产生巨大胎儿。巨大胎儿的生长需要摄入更多营养素，但孕妈妈自身的摄入力有限，容易造成营养不足而生病。另外，巨大胎儿在分娩中会延长分娩时间，加重产道损伤和出血率，加剧孕妈妈的痛苦。为防止巨大胎儿的产生，我们建议孕妈妈合理饮食，避免摄入高糖分、高脂肪的食物，喝低脂牛奶，吃纯瘦肉，多吃新鲜的蔬菜、水果，减少坚果类食物的过多摄入。豆腐、菌类食物中含有丰富的蛋白质、钙、磷、钾、镁、食物纤维，且不含胆固醇，非常适合孕晚期食用。

营养小食谱
六宝素烩

【原料】

主料：冬瓜 200 g，胡萝卜 2 根，莴苣 1 根，冬笋 1 个，蘑菇 6 个，菜花 1/4 个。

辅料：鸡油、高汤、盐、味精、料酒、胡椒粉各适量。

【做法】

①将冬瓜、胡萝卜、莴苣、冬笋切成小片，将蘑菇切成两半，菜花掰成小朵。

②锅内加高汤烧开，放入上述主料，烫熟后捞出控水，浸泡在凉水中。

③锅内加入之前烧好的高汤，放入以上主料，加盐、料酒、胡椒粉，开锅后撇去浮沫，等菜烧至快软时放入鸡油和味精即可。

【特点】

含孕妈妈所需的维生素、矿物质和膳食纤维，能有效控制体重。

第 34 周：

痛并快乐着

本周宝宝大约有 46 cm 长，2300 g 重。现在宝宝变得胖乎乎的，增加的这些肉可以帮助宝宝在出生以后更好地适应外面的温度，调节好自己的体温。一般情况下，宝宝的脑袋已经朝下，而且已经进入到了骨盆里面。你瞧，宝宝多聪明，把身体转成这样的姿势是很有道理的。但是这种姿势并不固定，还可能会发生一些变化。

孕期手记——
生孩子到底有多疼

对于这个话题，我还是很有发言权的。

话说我怀孕至 34 周的时候，有一天去参加英达老师的节目，可能话说得有点多，从演播室出来，就觉得肚子不舒服，宝宝闹腾得厉害。

记得以前陈倩医生提醒过我，体形较瘦、骨盆较窄，要注意预防早产，在孕晚期有任何不舒服都要及时去看医生。于是我去了医院，被安排做了各种检查。医生特别注意了我的宫缩频率，因为这是生产前兆中的一个重要指标。检查结果是，20 分钟内我宫缩了 4 次，据说这个时段内宫缩 6 次以上就是要生了。这下我可着急了，医生说，一定要挺住，因为现在宝宝的肺还没有成熟，最好赶紧输上促进宝宝肺成熟的药物，这样孩子生出来面对的危险就会少很多。于是便立刻安排住院，可是那天整个医院都没有床位。先生出差了，我一个人焦急地在走廊里溜达，摸着肚子说："宝贝，千万要挺住，一定要等小肺长成熟了再出来啊，妈妈好担心你！"

几经周折，终于在待产室里给我找到一个床位，也就是说这家医院所有即将生产的妈妈都在这里，一墙之隔就是产房。医生产妇进进出出，很嘈杂，但是没办法，这个时候尽快把促肺成熟的药品输上才是第一位。就这样，我在没有任何准备的情况下"被住院"了，所有的亲人都在往医院赶，可是离我最近的爸爸也在几百公里之外。我拜托一位陪我来的同事去帮我买了拖鞋、毛巾、纸巾，还有一袋肉包子，折腾了几个小时，实在是饿了。坐定了，才开始熟悉这间待产室：一共有六张床，其中五张上躺的都是大腹便便即将当妈的孕妇。这间待产室不允许家属进来，所以经常在门口看到一个个脑袋："××，加油啊！"一般都是丈夫或者产妇的妈妈。在这里，我一共待了 24 小时，然后转到正常的病房，这 24 小时里所有的经历都是永生难忘的。我前前后后看到九个孩子降生，听到九个妈妈生产的全过程（因为与产房中间的那堵墙实在是不隔音），我只能一次次地被折磨。我后来想，自己最后没挺住早产了，很有可能是被她们给带的。因为在产房中医生不断地喊："使劲，使劲！"我就控制不住自己也跟着使劲，一直到人家生了，我才喘口气，我知道自己这样不对，可是我真的控制不住。

那一夜，我很恐惧，很孤独，不停地用手摸着肚子，和自己说："都要当妈的人了，要坚强！"

不过那天晚上还有一个重要的收获，就是发现生孩子没有我想象中疼。在影视作品中，看过很多生孩子的情节，都是撕心裂肺的感觉。但是我看到的九个妈妈中只有一个属于"女高音"型的，从进了待产室就一直喊，喊到孩子出生后，一下子就安静了。她和她儿子被推出来的时候，可温馨了。我问她："疼吧？"她的回答是："还行，一看到孩子就都忘了！"其他的八个妈妈都属于略微喊几句的那种，每一个出来我都迫不及待地问她们感受，回答都是："疼，但能忍受。"

护士给我输液的时候说："**生孩子的时候尽量不要太早地大声喊，因为过早把力气喊没了，生的时候就慢**。疼痛这事吧，你越想会很疼它就越疼，心理要强大啊！"其实那个时候我心里已经有底了，九个妈妈只有一个是完全忍不住地疼，其他的都还可以，比我想象的简单。我想我要自己生，我一定忍得住！

可惜，老天没给我这个机会。五天后，我因为情况紧急被推上了手术台，没有选择的机会，我剖宫产了！

妇产科主任陈倩
温馨指导

剖宫产的利弊以及哪些孕妈妈需要做剖宫产

剖宫产是阴道分娩的补救措施，不是常规分娩方式。现在中国的剖宫产有些泛化，比例之高，有点让国际同行瞠目结舌。

之所以说剖宫产是阴道分娩的补救措施，是因为它可以使难以经阴道分娩的胎儿避免不良的后果，同时可以减少孕妈妈因此死亡的风险。剖宫产适于骨盆异常、胎儿过大、前置胎盘、胎儿缺氧不能短期阴道娩出、产妇严重心肺功能不全、严重生殖道感染等情况。

麻醉技术和抗生素的使用，使剖宫产越来越安全。但剖宫产对母亲和胎儿双方都存在风险性，比如麻醉意外、产时出血、伤口感染愈合不良、脏器损伤等。而且宝宝没有经过产道的挤压，羊水不能从呼吸道中排出，出生后容易出现吸入性肺炎。同时有研究发现，剖宫产的宝宝好动，容易出现统合失调等。

剖宫产后有哪些注意事项

现在许多孕妈妈因害怕顺产时的疼痛感，选择剖宫产手术分娩，这种做法是不科学的，应该在医生的指导下选择正确适宜的分娩方式。剖宫产分娩后产妇的恢复要比自然分娩慢得多，且更加麻烦。剖宫产手术对产妇的身体有一定伤害，所以新手妈妈为了早日康复，要注意以下几点：

1. 手术后，一旦知觉恢复，就应适当进行肢体活动，要逐渐练习翻身、坐起，并忍痛下床慢慢活动。术后尽早活动可以帮助身体尽早排气，促进伤口早日愈合，并可预防肠粘连及血栓形成而引起其他部位的栓塞。但要避免在运动中伤口疼痛或者发生扯裂，应在伤口愈合以后再进行较大动作的活动。

2. 注意个人卫生，卫生用品要常换、常消毒。伤口拆线以前一般不方便洗澡（如果洗澡要用隔水的薄膜覆盖好伤口），可用温水擦洗全身，拆线后初期以淋浴为好。平时要注意伤口部位及其周围的清洁工作，如果渗出液较多要及时更换敷料，并请医护人员查看。注意不要搔抓伤口，以免感染化脓。如果伤口疼痛并发硬，手触摸时有波动感，说明伤口极可能已经感染化脓，要尽快治疗。伤口部位形成痂皮后，不要过早揭去。

3. 产后6小时内不要进食饮水，排气以后逐渐增加食量，不过也不宜过饱。术后新妈妈容易疲乏、食欲差，平时要吃些易消化的食物，在腹胀排气以前不要吃产气多的食物。

4. 产褥期不建议性生活。性生活宜用避孕套，哺乳期过后可考虑采取长效的节育措施。

5. 术后要按平时习惯及时排便。

6. 感冒咳嗽会影响伤口愈合，所以要注意预防感冒，已患感冒的产妇应及时服用药物治疗。

胎动异常要提前剖宫产吗

胎动是孕妈妈在妊娠中晚期自我监测宝宝的一个很好的指标，一般建议从妊娠32~33周后开始计数。 如果胎动异常，应及早去医院检查，医生会仔细询问病史，建议你住院观察，做胎心监护、超声（了解胎儿大小、羊水量、胎儿血流情况等）。综合评价后，如果认为有宫内缺氧的可能，医生会建议你终止妊娠，但并不一定都需要剖宫产。如果羊水过少，胎儿耐受产程能力差，会建议你剖宫产。否则，可以引产，进行阴道试产，如果在这个过程中出现产程异常、胎心异常、羊水异常等，则需要更换为剖宫产分娩。

什么情况需要做会阴切开术

分娩时，不是所有的孕妈妈都需要做会阴切开术。妊娠晚期涂抹消毒石蜡油按揉会阴体部位，会增加局部的延展性，可在一定程度上减少会阴切开术的概率。会阴切开术分为会阴侧切术和会阴正中切开术，前者常见一些。会阴切开术的主要目的是：防止会阴体对胎头的阻挡；扩展产道的出口；一定程度上减轻会阴复杂裂伤的发生。

会阴切开术的适应症包括：会阴体发育欠佳，延展性差；需要阴道助产（产钳术、胎头吸引术、臀助产术、臀牵引术等）、早产、肩难产等。

营养专家陈伟
贴心提示

强化营养减少分娩困难

进入 34 周，胎宝宝的生殖器官发育得更明显，身体各个组织器官也具有了一定的功能。孕妈妈需要继续摄入对胎宝宝整体生长发育有益的营养成分，如钙、铁、锌、蛋白质和碳水化合物等营养素，以及维生素 A、维生素 C 和 B 族维生素，以便促进宝宝全面发育，并增强子宫壁的收缩能力，减少分娩困难。

营养小食谱
红烧兔肉

【原料】

主料: 兔肉（带骨）1000 g。

辅料: 葱、姜、青蒜、桂皮、精盐、胡椒粉、八角、白糖、料酒、味精、酱油、花生油各适量。

【做法】

①将兔肉洗净泡去血水，剁成 3 cm 见方的块，放入清水锅中煮开后捞起，再冲洗一次。葱切块，姜拍松，青蒜切成末。

②中火烧锅，放花生油烧热，下兔肉块炒干水分，放入料酒、酱油、精盐、葱、姜、白糖、桂皮、八角和开水（浸没肉块）煮。开锅后，撇去浮沫，盖上锅盖，改用小火烧至兔肉熟烂时，再用旺火来烧浓汁汤，拣去葱、姜、八角、桂皮等，放入味精、青蒜末，撒上少许胡椒粉起锅即可。

【特点】

色泽红润，兔肉熟烂，鲜香味浓，富含营养素，肥而不腻，瘦而不硬，既补充营养，又增进食欲。

第35周：
早产不慌

本周宝宝的身长接近 47 cm，体重在 2500 g 左右。宝宝的肝脏已经可以代谢，两个肾脏发育完成，中枢神经也有了进一步的发育。宝宝的指甲已经超过了指尖，以后还会长得更长。大部分器官已经发育得很好，如果现在宝宝提前出生，存活的希望会非常大，而且也不会出现什么严重的问题。

孕期手记——
我早产了

上一周的文章中我讲过，自己由于情况比较紧急，住进了医院，输液保胎之后，一切看上去都很顺利。我在想，已经怀孕 35 周了，如果能再坚持 20 天，也就是到 38 周再生产，我就不用担心孩子的健康问题了，因为医生告诉我，38 周之后孩子出生属于基本正常的情况。

我就在医院度过了 4 月 29 日、4 月 30 日和五一劳动节，这期间孩子爹和我老爸都赶到了我身边。我说他们过度紧张，因为我觉得按照医生的要求去做，保胎 20 天应该没问题。没有任何经验的我太相信自己的身体素质了，而且我总觉得"早产"这两个字离我很远。

就这样到了 5 月 2 日深夜，我把亲人都"赶"回了家，自己一个人住在病房里，睡觉之前还和宝宝说："宝宝乖，又一天过去了，加油，再有不到一个月妈妈就可以见到你了，真的很想你呢！"然后就睡着了，睡得很沉。

临产的征兆就是那么毫无征兆地来了。那天晚上，我突然被一种怪异的感觉惊醒，宫缩一阵紧似一阵，疼痛感明显袭来，额头上的汗水已经打湿了枕头。我从来都觉得自己不是个娇气的人，可是那个时候我也觉得忍不住了，我叫来了医生，当时是凌晨3点20分。

医生很体贴，为我做了几项检查后告诉我，可能会早产！

我一听都蒙了，心想这么快不可能吧，我告诉医生尽量多让宝宝在肚里待着吧！

然后很快我就明白了，为什么很多产妇生宝宝的时候都会大喊，的确很疼，但是我一声都没喊，因为我知道喊也没用，我就尽量想那些高兴的事，尽量分散注意力，这样熬了3个小时！

早上6点30分，我疼得实在是受不了了，打了电话给亲人们，他们一听都急了，立刻赶到了医院！

孩子爹到的时候医生已经全到位了，经过检查我的临产征兆非常明显，由于孩子脐带绕脖，我的骨盆又不符合自然生产条件，医生紧急开会之后决定实施剖宫产手术。我犹豫了一下，其实我原打算自己努力生一下的，但是医生说的一句很重要的话我听了进去。"早产儿耐受缺氧能力差，而且你骨盆小，综合考虑，剖宫产会更好些！"这个时候不听医生的听谁的呢，我只好配合医生准备手术。

这时是上午8点30分。

接下来，还没容我多想，各种术前准备就开始了，我和孩子爹不停地签字，阵痛也越来越明显！有那么几分钟，病房里只有我和老公两个人，我问他："怎么办？"老公说："都这个时候了，听天由命吧，你要坚强啊，一定要挺住，我等着你！"然后他紧紧地握了一下我的手，我那忍了一上午的眼泪就肆无忌惮地流了出来。

进了手术室，一切就变得很模糊了。我只记得我紧张到静脉抽血抽不出来，只记得麻醉师要我弓着腰抱膝盖，只记得插尿管很疼，然后就是医生开始手术了。

手术是陈倩主任和一位孙大夫做的，我明显地感觉到腹部的牵拉，我问大夫为什么打了麻药还疼，医生说："剖宫产不能打太多麻药，怕渗入胎盘影响孩子。"我听得到所有的声音，感觉得到肚子被切开，牵拉的疼痛让我喊出了声音，感觉这个手术好漫长啊！

上午10点39分，孩子出生了，她的哭声很嘹亮，那一刻，我的念头竟然是这促肺成长的药可真棒啊！孩子的哭声告诉我她的肺发育得很好呢，护士抱着孩子给我看了一眼，就一眼，我已经记住了她的模样。

"恭喜王芳，女儿！像她爸爸！"这是我有记忆的手术时听到的最后一句话，之后流着泪水的我就昏昏沉沉地睡了，我太累了！

后面的事情我都不太记得了，再次醒来就已经回到了病房中。孩子她爹说，孩子各方面都挺好，很健康！

我说的第一句话是："孩子长得像你。"

然后我俩一起笑了。

妇产科主任陈倩
温馨指导

如何应对急产

急产是指初产妇总产程在3个小时之内的生产。一般初产妇的产程会在十几个小时，经产妇相对会短一些，有时就容易发生急产。经产妇以及早产、有急产史等的孕妈妈是急产的高发人群。所以，这些孕妈妈出现规律宫缩时要尽早去医院。

提前分娩正常吗

我们所讲的妊娠期为280天，是针对月经为28～30天且基本规律的女性而言，而且是从末次月经的第一天开始算起的。如果按照受孕期来算是266天。

但无论如何计算，不可能每一位宝宝都在预产期那天出生，因为预产期只是一个对群体妊娠期的推测值。绝大部分孕妇会在预产期前分娩，超过预产期的只占很少的比例。

医学上认为，妊娠超过37周就是足月妊娠了，所以，在37周后出生的都是足月儿。而在28～36^{+6}周前出生的宝宝则称为早产儿。早产儿（尤其是胎龄过小者）会由于器官系统尚未发育成熟而产生早产儿并发症，如呼吸窘迫综合征、脑室出血、坏死性小肠炎等，因此应尽量避免早产的发生。

怎样检测早产概率避免早产儿

早产是指妊娠终止于妊娠28～36^{+6}周，此时胎儿的器官尚未成熟，所以早产儿的并发症较多，常见的有呼吸窘迫综合征、坏死性小肠炎、脑室出血、感染败血症等，严重者可导致死亡，而存活下来的孩子也可能会存在后遗症。

尽管早产的原因尚不明确，但临床上已经有一些方法能对早产进行预测。

1.有以下情况的孕妈妈具有早产高度风险：早产史、晚期流产史、年龄过小或过大、患有躯体疾病和妊娠并发症、体重过轻、无产前保健、经济状况较差、药物滥用、长期站立（特别是每周站立超过40小时）、生殖道感染、多胎妊娠、IVF（体外人工受孕）妊娠及米勒管发育异常等。

2.在妊娠22～24周，应用超声波测量宫颈管长度，一般采用经阴道测量的方法准确性最高。当宫颈管长度短于2.5 cm时，早产风险往往就会明显增加。

3.测定阴道分泌物中胎儿纤连蛋白，一般纤连蛋白阴性结果的可信性更高。如果显示阳性，可联合宫颈长度的测量结果来判断早产风险。

要想预防早产，孕妈妈应注意以下几个方面：

1.如果患有宫颈机能不全，可在妊娠14～16周做宫颈环扎术。

2. 积极治疗妊娠合并症和并发症。

3. 出现不规则腹痛、阴道出血等先兆早产症状时，及时就诊。

4. 加强孕期保健，及时发现早产征兆。

5. 改善生活、工作环境因素。

如果胎心监护不正常怎么办

胎心监护是一种监护宝宝情况的手段，它根据一段时间内胎心的波形，来分析胎心率、变异、胎动或宫缩后胎心的变化等，从而分析胎儿缺氧的可能性。

如果医生告诉你胎心监护不正常，应积极配合医生，做到以下几点：

1. 躺卧并保持侧卧位，吸氧，必要时急诊入院。

2. 有时需要重复或连续进行胎心监护，以观察变化。也可以结合超声观察胎儿大小、羊水量、脐动脉血流、大脑中动脉血流等。做无激惹试验（NST）者，有可能需要进一步做宫缩刺激试验（OCT）。

3. 如果胎心明显异常，经过干预不恢复，大多数情况下应尽快终止妊娠。如果短期不能阴道分娩，应进行剖宫产。如果胎心过慢，持续低于80次以下，在客观评价新生儿可能出现疾病的发展情况后，确定分娩方式。

营养专家陈伟
贴心提示

做好最后的营养冲刺

我们知道，胎宝宝从出生到初期的独立生存需要一定能量来支持，而这些能量主要通过妈妈孕晚期的饮食来储备。所以孕晚期的孕妈妈应多食用富含蛋白质的豆制品、海产品及坚果类食品，同时还需要确保每天蛋白质摄入量比孕中期增加 10 g，牛奶的摄入量比孕中期增加 200 ml。苦瓜、黄鱼、芦笋、番茄、冬瓜、鲈鱼等都是比较好的选择。

营养小食谱
红枣黄芪炖鲈鱼

【原料】

主料：鲈鱼 1 条，黄芪 25 g，红枣 4 颗。

辅料：姜、料酒、盐各适量。

【做法】

①鲈鱼去鳞及内脏，洗净抹干。

②黄芪洗净，红枣去核洗净。

③鱼、黄芪、红枣、姜、料酒同放入炖盅内，注入开水。隔水炖 3 小时，下盐调味后即可起锅。

【特点】

黄芪具有补气增血的作用，鲈鱼有滋补、安胎的功用。此菜是治疗妊娠水肿及胎动不安的上佳食品。

天然的就是最好的——母乳喂养

本周宝宝的身体大概有 48 cm 长，2800 g 重，许多重要器官都发育成熟了。为了分娩时可以顺利通过产道，每一块头骨之间都有一定空隙，这样必要时头骨就可以稍稍移动，而且头骨之间还可以形成一定交叠。现在，宝宝的皮肤已经变成淡红色，皱纹也基本不见了。

孕期手记——
母乳喂养，不能错过的人生一课

刚刚怀孕的时候，我就下定决心要母乳喂养。

母乳喂养的好处不用我说，大家也知道有一箩筐。我坚持纯母乳喂养宝宝六个半月，然后半母乳半奶粉喂养到孩子七个多月。女儿断乳时，基本没太哭闹，不是她好养，而是我之前用了很多好办法铺垫这件事。所以说，在母乳喂养、保证乳汁充足，以及如何断乳这些问题上，我还是很有发言权的。

怀孕到 36 周，就要为母乳喂养做准备了。

第一是心理准备。你一定要对母乳喂养孩子有信心，因为这样对孩子最好，对你自己的身材恢复以及身体健康也最好。有人担心母乳喂养会使乳房下垂，其实只要方法得当，这是乳房二次发育的绝佳机会，你可千万不要错过哦。

第二就是要经常按摩乳房。从上到下，让乳管畅通，这样的按摩到了孕后期应该经常做。

第三是要注意养成清洁乳房的好习惯。到了怀孕后期，有的时候会出现溢奶现象，及时清洗、保持乳头干爽很重要。我有一个女性朋友在宝宝出生不久就是因为卫生问题引发了乳腺炎，疼痛难忍，折腾了很久。

最后就是早点在网上选择一款合适的"吸乳器"。几乎每个妈妈都会用到这个小工具，最初用是因为刚出生的宝宝力气不大，母亲乳汁流出的也不够畅通，所以需要借助工具。另外，它还有一个重要的用途。宝宝在刚出生的一到两个月里，食量少，常常吃不完妈妈的母乳，这个时候就可以用吸乳器把多余的乳汁吸出来，用"乳汁保鲜袋"密封起来，冷冻在冰箱里。注意，不是冷藏，要冻起来，这样最多可以保存三个月呢。这种"乳汁保鲜袋"可在网上或者母婴用品店买到，它的密封性很好，上面有刻度，还有一个记录时间的小贴纸。孕妈妈可以把珍贵并且多余的乳汁存放在里面，每次记好时间，宝宝吃的时候先吃时间靠前的。

我记得我家婉儿很小的时候，因为我必须去上班，因此每次我不在家时，我妈妈就会把我平时存好的乳汁用温水化好，拿奶瓶喂给孩子吃。这样既能让宝宝吃得有营养，又可以让她很早学会用奶瓶吃东西，在断奶的时候就相对容易一点。有的妈妈在母乳期间从来没有让宝宝用过奶瓶，断奶的时候老痛苦了。

母乳是按需喂养的，就是宝宝吃完一顿，你就等着她自己饿了哭，再喂下一次。也许是2个小时，也许是3个小时，时间不一定。有的妈妈总是根据自己的时间，以为过了2个小时，就必须喂奶了，要知道，聪明的宝宝们饿了就一定会自己找奶吃的。

孩子母乳喂养期间，特别是前四个月，几乎是不喝水的，所以不用担心宝宝会渴。到了宝宝四个月的时候，你就要想着给他加辅食了，当然，这是后话，你记着就可以了。

凭我的经验，最有利于母乳丰裕的还是鲫鱼汤，所以，在孕期就应该锻炼老公经常熬鲫鱼汤。多做几次才能有经验，到时候咱可要经常喝汤的。

从现在开始，你就要下定决心母乳喂养了，只有坚定信心，乳汁才会更加充盈。还有一个小经验，每次宝宝吃饱之后，不要急着让保姆抱孩子，最好让宝宝多在你的怀里睡一会儿，这样可以加强孩子的安全感。

距离宝宝出生越来越近了，加油，孕妈妈们！

妇产科主任陈倩
温馨指导

如何选择分娩方式

如何选择分娩方式需要听从产科医生的专业建议。一般到妊娠36～37周时，医生就会告诉你了。

对孕妈妈来讲，无论采取何种分娩方式，都要做好充足的心理准备，要有付出辛苦的准备，又要有自信心，并尽量与医务人员形成良好的互信。如果进行剖宫产分娩，一般需要提前入院，进行术前谈话、知情同意签字、麻醉医生访视等必要的术前准备。

阴道分娩者临产前最好能阅读一些相关科普书籍，了解一下产程的大致情况，许多孕妇学校在讲课中也会涉及这方面的内容。在产程中要配合医务人员的检查和治疗，需要镇痛分娩或导乐陪产者可以向工作人员申请。阴道分娩过程中，有可能根据母胎状况改变分娩方式，因此要有心理准备。

分娩过程是怎样的

以头位阴道分娩为例，我们简单地介绍一下分娩过程。我们知道决定分娩的四大因素是产力（宫缩）、产道（骨盆）、胎儿和心理因素。产程分为四阶段：第一产程是指从临产到宫口开全，初产妇的宫颈较紧，宫口扩张较慢，约需11～12小时；经产妇的宫颈较松，宫口扩张较快，约需6～8小时。第二产程是指从宫口开全到胎儿娩出，初产妇约需1～2小时；经产妇通常数分钟即可完成，但也有长达1小时的。第三产程是指从胎儿娩出到胎盘胎膜娩出，约需5～15分钟，不应超过30分钟。第四产程是指从胎盘娩出到产后2小时。所以，我们说分娩是指胎儿及胎儿附属物（胎盘、脐带、胎膜和羊水）从母体内排出的过程。

有效的子宫收缩，起到迫使宫颈口扩张和胎儿下降的作用。产道是一个类似长筒状、非直形的通道，而且各"路段"的形状和径线也不一样。这就需要我们的宝宝适应产道的形态而前行。从医学上讲，就是所谓分娩机转，宝宝经衔接、下降、俯屈、内旋转、仰伸、复位、外旋转等过程而娩出。

双胞胎分娩要注意哪些事项

双胎妊娠属于高危妊娠的一种，目前我国有针对双胎妊娠的管理指南，对双胎妊娠保健过程、分娩时机和分娩方式都有相应的专业建议。有时医生会让双胎妊娠的孕妈妈提前住院待产。

双胎妊娠如何选择分娩方式呢？医生会根据宝宝的胎位以及孕妈妈自身是否伴有严重疾病、骨盆是否正常等情况来做综合评判。所以，不是说双胎妊娠就一定要剖宫产分娩。

如果孕妈妈骨盆正常，没有严重的疾病伴随，且宝宝体重适中，就可以考虑阴道分娩了，不过此时还要看胎儿的各种情况。如果是单羊膜腔双胎或先入盆的宝宝是臀位（第二个宝宝是头位时，容易发生胎头交锁现象），阴道分娩风险就会比较大。如果第一个入盆的宝宝是头位，顺产分娩的可能性就大一些。

双胎妊娠容易出现胎儿异常、胎盘位置异常、宫缩异常等，产程中需要严密观察，一旦出现产程进展欠佳或胎儿缺氧征兆时，就要改变分娩方

242

A 40-WEEK
HAPPY
PREGNANCY

轻松好孕
40 周

式。而且双胎妊娠早产概率大，分娩时需要儿科医生在场。

相对而言，双胎宝宝会使子宫过度膨胀，产后容易出现子宫收缩乏力，易导致产后出血，因此产后要密切观察。

如何判断是否可以顺产

一般在妊娠 36～37 周时，产科医生会做一次孕期评价，包括是否有严重的妊娠并发症、胎位是否正常、骨盆是否正常、胎儿大小估计等。如果上述情况都在正常范围内，医生会告诉你初步的分娩方式为阴道分娩。当然在随后的妊娠期间，你还要定期检查，控制好宝宝体重增长的速度。在妊娠 36～38 周之间，做骨盆检查的同时，医生会建议做阴道分泌物的 B 族溶血性链球菌（GBS）的筛查，目的是对阳性孕妈妈在临产或破水后进行抗生素预防治疗，以降低新生儿的 GBS 感染。

有时，尽管孕妈妈患有一些疾病，但只要不太严重，医生也会建议阴道分娩。进入产程后，医生和护士会严密监测产程的进展，如果情况出现变化，会根据具体情况（如胎头下降速度、宫颈口扩张速度、胎心及羊水的情况等）来判断是否需要变更分娩方式。

孕妈妈患有乙肝可以进行母乳喂养吗

母乳喂养是妈妈的权利，也是对新生儿和婴儿最好的喂养方式，母乳的好处大家都已经非常清楚了。

在临床上，虽然孕妈妈身上携带乙肝病毒，但经过化验往往发现 HBV-DNA 滴定度正常，提示不具有明显的传染性，此时，通过母乳将病毒传播给宝宝的风险非常小。如果 HBV-DNA 阳性且滴定度高，传播给宝宝就存在一定的风险。其实更多情况下，乙型肝炎病毒是通过胎盘垂直传播的。而且，妈妈在养育宝宝的过程中，也要有亲密的接触。所以，传播途径不仅仅在母乳喂养这一个环节上。不过毕竟每个人的情况不尽相同，孕妈妈可以向医生进行详细的咨询，来选择宝宝的喂养方式。

营养专家陈伟
贴心提示

如何选择低脂肪、低糖类的食物

孕晚期，为预防妊娠糖尿病、妊娠中毒症和高血压的发生，孕妈妈应平衡饮食，合理控制脂肪和糖类食物的摄入。孕妈妈要按照标准来计划当日主食，减少高脂肪、高热量食物的摄入量，可以选择脂肪含量低的肉类和蛋类，如鸡肉、鱼类、虾、蛋类和牛奶等。另外，芋头、玉米、扁豆、苦瓜、西芹、圆白菜等也是不错的选择。

营养小食谱
西芹鸡柳

【原料】

主料：西芹、鸡肉各 300 g。

辅料：红萝卜、姜、蒜各数片，盐、蛋白、淀粉、麻油、胡椒粉、油、糖、生抽各适量。

【做法】

①鸡肉切条，加入蛋白拌匀，腌 15 分钟，泡油待用。

②西芹去筋切条，以油、盐略炒盛起。

③将生抽、盐、糖、淀粉、麻油、胡椒粉加少许清水调成芡汁备用。

④烧热锅，下一汤匙油爆香姜片、蒜片、红萝卜，加入鸡柳，放入西芹及芡汁料兜匀，上碟即可。

【特点】

怀孕晚期常有便秘现象发生，应大量摄取纤维素、维生素含量丰富的蔬菜，如西芹、芦笋，并有辅疗孕妈妈高血压的功效。

第 37 周：
一个箱子搞定！

本周宝宝的身长大概有 49 cm，体重大概有 3000 g。宝宝的头发已经变得又长又密，但每一个宝宝的情况不一样，所以头发颜色及其疏密程度也不完全相同。不过现在的情况也不是"定论"，因为宝宝的头发仍然在生长着。

孕期手记——
一箱子的东西，快快准备啊

如果你比我更幸运，宝宝在 37 周的时候还静静地等待着妈妈的呼唤，那么恭喜你，这一周开始，你的宝宝就已经足月啦！也就是说，从现在开始，宝宝任何时候都有可能来到世间和爸爸妈妈见面，而且临产的征兆也会越来越明显！

我以前看过一本古代的医学书籍，里面有一章详细讲解了胎儿在母亲肚子里的变化情况。书上说，怀孕到 37 周的时候，宝宝就渐渐开始不满足于子宫这个小房子了。宝宝开始厌恶自己的生存环境，这就意味着他快出生了。我觉得古人的理解特别正确，37 周的宝宝，一定期待着见到这个五彩缤纷的世界啊！

我在怀孕五个月的时候，就有过来人给我传授经验：**生之前要准备好一个箱子，里面放上孕妇和宝宝的必备品，哪天感觉快生了，一提起来就可以直接去医院，**省得到时候手忙脚乱。

这段话留给我的印象很深，所以箱子是早就准备好了，可是箱子里的东西还没买什么，本打算最后一个月集中采购，谁想我家宝宝急性子，35

周就匆忙降临！

所以，宝宝来的时候我就啥都没准备，空空的箱子里就放了三个朋友送的奶瓶，唉，这就叫没经验啊！然后就只能派家里的亲戚一会儿跑一趟商场，不是缺这个就是少那个，有些东西还买得不实用。比如吸奶器，我前前后后买了三个。第一个是电动的，噪声很大，还特别费电池。第二个倒是手动的，是通过上下拉动来吸奶的，一开始觉得还不错，结果一周之后发现胳膊都拉肿了，所以又只好放弃。最后到处打听，发现很多妈妈都推荐一款英国产的手动吸奶器，我只好又买一个，这个还真不错，可是前面两个就算彻底浪费了！再比如奶瓶，因为总是不合适，我们前前后后买了将近二十个奶瓶，可是之后常用的就三个，其他的都是摆设。

自己没有经验，但是这个过程也让我一下子变成了专家，孩子刚出生需要什么，不需要什么，我都是门儿清。接下来，我就把宝宝出生前该准备的东西列个清单，并且就我的使用经验给大家推荐一些。

新生宝宝需要准备的物品

1. 尿不湿，湿纸巾，干纸巾。

虽然我提倡大家给宝宝用传统的棉尿布，但在医院那几天由于清洗不方便，建议还是准备一些尿不湿。市场有新生儿的专用尿不湿，但是比较小，常常会把宝宝的腿勒红了，所以我的经验就是用大一号的。湿纸巾现在也用得比较多，可以预防红屁股，但是每次用过之后一定要再用干的纸巾给宝宝擦一下，这样才能更好地预防红屁股！

2. 奶瓶，消毒锅，吸奶器，奶瓶刷，奶瓶专用清洗剂。

奶瓶要挑的是奶嘴，最好买扁奶嘴的，因为这样的奶嘴吸的时候比较省力，奶嘴最好是比较软的。可能大家会说，宝宝出生就会吃妈妈的奶，为什么还要准备奶瓶和吸奶器呢？这是因为宝宝刚出生，有的还不习惯吃妈妈的奶，用奶瓶可以更好地控制宝宝吃奶的量。另外还有一些妈妈的乳头比较短，宝宝总是吃不到奶或者吃奶时会堵住鼻子，所以也建议用吸奶器把母乳吸出来喂给宝宝。消毒锅、专用的奶瓶刷和清洗剂都是保证宝宝健康的用品，这其中如果想节约一些，消毒锅可以用家里的蒸锅代替。

3. 大小不一的手绢、毛巾。

新生宝宝很多都会吐奶，所以各种手绢和软毛巾当然少不了。不过要注意，一定要分开洗澡毛巾和擦嘴毛巾！

4. 洗澡用具以及润肤油。

宝宝的皮肤很娇嫩，所以润肤油是必不可少的，而且新妈妈可能没有太多时间收拾自己，也可以和宝宝一起用润肤油。

5. 棉签，纱布，酒精，体温计。

这几样东西一般医院都会提供，但如果自己准备了当然更方便。体温计最好买电子的，因为水银的比较危险，我就曾经在给宝宝量完体温后失手打碎了水银体温计，幸亏没洒到孩子身上，后来我就都用电子温度计了。纱布是要用来给宝宝保护肚脐的，棉签的用处很多，一定要多准备。

看到了吧，要准备的东西还真不少，这些都是我总结出来的，非常实用。你可以把这些东西装到一个箱子里，35周之后就放在门口顺手的地方，一旦感觉情况不对，就提着箱子去医院吧！

当然还有很多妈妈需要准备的东西，接下来陈倩医生会根据她多年的一线工作经验给大家再总结，可要记清楚哦！

248

A 40-WEEK
HAPPY
PREGNANCY

轻松好孕
40周

♥

妇产科主任陈倩
温馨指导

临近分娩需要做好哪些入院准备

进入妊娠晚期，分娩随时可能发生，因此孕妈妈应提前做好入院的各项准备，以免临时着急遗忘了物品。一般分娩住院的时间并不长，阴道分娩24小时，剖宫产72小时，所以不用带太多物品。我们可以事先在家中准备一个小旅行包，将所需物品装好。具体准备如下：

1.产检病历、围产保健手册。

2.办理住院手续的相应文件（保健时医院都会有宣教）和住院费用。

3.拖鞋、换洗衣物。拖鞋最好是软底的且防滑，衣物主要是内衣类（因为外衣一般是医院服），还要准备好喂奶衫便于母乳喂养。

4.洗漱用品，水杯、饭盒等餐具。

5.吸奶器、卫生纸、卫生巾。最好准备产妇专用卫生巾，因为分娩头几天恶露会多些。

6.宝宝用的尿垫、衣物、小毯子等。

另外，因为现在国家规定开具新生儿出生证明时必须有宝宝的名字，所以，最好事先起好名字。

子宫高度下降正常吗

到了妊娠晚期，宝宝开始慢慢地进入骨盆腔，但此时还不会像真正临产后那样深深地进入。去医院产检测量宫高，或自己触摸子宫底的位置时，都有可能发现子宫的高度有所下降。这是正常情况，也比较常见，但需要排除有无因羊水过少等病理原因造成子宫容积变小的可能性。

胎儿入盆晚影响自然分娩吗

绝大多数情况下，在妊娠 37 周左右宝宝就开始进入骨盆了。医学上认为如果初产妇妊娠 38 周后仍未入盆，就需要进行检查分析。以下情况可能会影响胎儿入盆时间：

1. 经产妇的宝宝容易入盆晚一些。

2. 胎盘位置异常（比如前置胎盘等）可能阻碍胎儿入盆。

3. 脐带过短。

4. 胎儿畸形，比如脑积水等。

5. 羊水过多。

6. 子宫肌瘤、子宫畸形等。

同时需要注意，如果发生胎先露高浮，一旦胎膜破裂，要立即采取卧位，并最好把臀部抬高，以防止脐带脱垂。

营养专家陈伟
贴心提示

孕晚期补充体力不容忽视

进入孕晚期，孕妈妈会经常出现食欲不振、便秘、腰腿疼痛以及抽筋的现象。为了不影响胎宝宝的正常发育，孕妈妈须继续合理补充营养素，为胎宝宝提供充足的养料。我们可以通过适量补充蛋白质、钙、铁、锌及丰富的维生素和纤维素，来维持自己的体力，缓解浮躁情绪和水肿现象，减轻便秘痛苦和腰腿疼痛。食物上，海苔、虾仁、芹菜、鲜藕、南瓜、黄豆芽等都能提供所需营养。

营养小食谱
营养牛骨汤

【原料】

主料：牛骨 1000 g，胡萝卜 500 g，番茄、卷心菜各 200 g，洋葱 1 个。

辅料：油、黑胡椒、盐各适量。

【做法】

①牛骨斩大块，洗净，放入开水中煮 5 分钟，取出冲净。

②胡萝卜去皮切大块，番茄切 4 块，卷心菜切大块，洋葱去衣切块。

③烧热锅，下一汤匙油，慢火炒香洋葱，注入适量水煮开，加入其他材料煮 3 小时，下盐、黑胡椒调味即成。

【特点】

牛骨含丰富钙质和胶原，对孕妈妈及胎宝宝都很有益，每周食用一次有助于改善母子的骨健康。

第 38 周：
婆婆还是妈？

本周宝宝差不多已经长到 50 cm 长，3200 g 重。宝宝的脑袋已经进入到骨盆里，而且会在里面摇摇晃晃的。宝宝身上的那层细细的绒毛和大部分白色的胎脂都要渐渐地脱落，这些脱落下来的东西还有宝宝平时排出的东西，都会留在羊水里。接着这些羊水有一部分又会被宝宝吞到肚子里，存在肠道里面，等到宝宝出生以后就会变成黑便排出来。

孕期手记——
妈妈来，还是婆婆来

　　这一周出生的宝宝已经算足月儿了，我们可以放心等待宝宝随时降临啦。我相信你每天拖着重重的身体，很疲惫吧，不要着急，十个月的等待即将开花结果，想象一下小宝贝的样子，你就会觉得幸福十足。

　　这个时候有一件让人挠头的事情出现了：一般来说，生完孩子妈妈或者婆婆会来帮忙。如果有得选，你愿意让谁来帮助你呢？

　　说实话，我个人建议坐月子时妈妈来帮忙，之后就看谁有空谁来就好。

　　我相信，大部分的孕妈妈都更希望自己的妈妈来陪，我那时就是妈妈来陪着我。我觉得这个时候自己的妈妈在身边会比较方便，因为生孩子的时候的确会有一些心理上的小难关，比如可能会赤身裸体地下手术台，比如老得换药和清洗，这些事情妈妈来做自然好一些。

　　但是，每个家庭的情况都不一样，万一妈妈不能来该怎么办呢？我建议的解决方法是：请个月嫂，再请婆婆来。这样虽然花钱多一点，但是婆婆不会太累，不累心情就好，也利于婆媳相处。

　　如果老公坚持让婆婆来怎么办呢？那很简单，请他先看看我这篇文章。

其实不管谁来，最重要的人就是你的老公，你们要在老人到来之前“约法三章”，比如最私密的检查和陪护要由老公来完成，和老人提前约定好她老人家具体要做的事情等。

新生命的到来可以给一个家庭带来很多快乐，但同时有调查显示，在孩子出生这一段时间，也是婆媳矛盾高发的时期。道理很简单，原来没有在一起生活过，突然吃住在一起，又添了个小宝贝，而且大家的教育理念、生活习惯都不一样，所以难免锅边碰碗沿。我一个好朋友家更热闹，孩子出生的当天，两家四位老人都从老家赶来了。一开始特别好，其乐融融的，房子也够住，之后没多久两个老妈妈就因为抢着抱孩子，谁抱不上谁就不开心，妈妈、婆婆总有一个人噘着嘴。以致孩子都一个月了，我那个女性朋友除了喂奶，其他时间都轮不到她抱一抱这个孩子。可以想象他们家的情景，孩子一哭，所有的大人都冲过去，谁手快谁就“得手”，这也算一景吧。我去看这位朋友时，就目睹了“抢”孩子的过程。

我赶紧给这位闺密出主意，“快让你妈他们先回老家吧，婆婆咱不能多说，说多了人家还以为咱不欢迎呢，但爸妈可以说，这日子久了绝对得有矛盾！”

朋友闷闷不乐地说：“不用久了，现在就矛盾一大堆，只不过没有明枪明火罢了！”

那天下午我一通劝，又和朋友的爸妈聊了半天，后来朋友的父母选择了先回老家，两个月后和亲家“倒班”，后来两家人一直关系不错。

讲这个例子就是想告诉各位孕妈妈，**我们现在马上要面临的不仅仅是养育宝宝的问题，还有很多家庭关系需要你智慧地处理。**你得想明白一个道理，婆婆也好妈妈也好，来了就是帮忙的人，对待给予我们帮助的人当然要客气和忍让，再说了，人家还是长辈。

这样想来其实婆婆来也挺好的，这是难得和婆婆朝夕相处的日子，智慧的女人就会利用这段日子，把婆婆哄高兴了，有人帮你带孩子了，你就省心了。更智慧的女人则直接和婆婆站在一条战线上，啥事都先请婆婆拿个大主意，然后婆婆就会在儿子面前不断地夸你。这样不但婆媳关系和谐了，也利于婚姻稳定，万一将来和老公生气吵架，婆婆还会帮着你训儿子，这才叫大智慧。

妇产科主任陈倩
温馨指导

如何辨别真假临产

医学上，临产是指规律宫缩伴有宫颈管的缩短和宫颈口的扩张。有些孕妈妈有一点点宫缩就往医院跑，然后，按她们的原话说是"又被轰回来了"。

随着妊娠周数的增加，为了适应即将到来的分娩，子宫的底部会越来越厚，子宫的下段会越来越薄。子宫的下段是连接宫体和宫颈之间的部位，非孕时才1 cm长，到妊娠晚期将被牵扯拉伸至7 cm～10 cm。在此过程中，子宫会有不规律的收缩，这是妊娠中晚期常见的现象，特点是不规律、无痛感，一般一天十余次，它并不是产程发动的真正有效宫缩。

有效宫缩的特点是具有节律性、对称性、缩复性和极性，在它的作用下，能够促使宫颈缩短、宫口扩张，并能迫使胎儿下降。一般当孕妈妈感到宫缩变得规律且越来越紧，每5～6分钟一次，就很有可能是有效宫缩了。临产宫缩一般伴有明显痛感、阴道少量出血等表现。也有极少女性的有效宫缩时间间隔长、痛感不明显，这种情况下产程也会比较快，故曾经有过晚期流产、早产、急产或分娩产痛不明显者应多加注意。

临近分娩时，哪些情况需要立即去医院

临近分娩时，孕妈妈应注意，出现下列情况时，需要立即去医院：

1. 临产宫缩。

2. 胎膜破裂。

3. 产前出血明显，超过月经量。

4. 头痛、头晕、视物不清。

5. 腹痛剧烈。

6. 胎动异常。

7. 水肿加重，伴有少尿。

准爸爸如何陪待产

生孩子绝对不是女人一个人的事情，准爸爸一定要参与其中。现在许多医院都能让家属陪待产，这时，准爸爸上阵是义不容辞的。准爸爸在陪待产时，要留心以下几个方面：

1. 阅读一些书籍，了解相关的医学知识，消除孕妈妈和自己的恐惧感。

2. 学一些产程护理的方法，比如如何给妻子按摩来缓解产痛等，使简单的陪护更专业化。

3. 生活护理到位的同时，加强对孕妈妈的心理疏导。

4. 作为准爸爸，要有承受力和决断力。面对分娩中的病情变化或临时需要更换治疗、分娩方案等问题，准爸爸要能客观、理性地与医生沟通，和妻子共同做出正确的选择。

胎盘钙化需要提前分娩吗

产前检查做超声波时，有时会提示胎盘有部分强光点或区域，表示有胎盘钙化的可能。在分娩后的胎盘小叶表面，我们也会看到小的钙化灶，当然如果做胎盘病理检查，诊断率会更高。妊娠晚期有纤维素沉积或局部

钙化都很正常，不必过度担心。如果需要准确地评价胎盘功能，可以通过胎盘分泌的一些激素来进行动态评价，比如胎盘泌乳素、雌激素代谢产物等。但临床上应用不多，多采用临场检查多项指标来共同评价，包括胎儿发育情况、羊水量、脐动脉血流、胎儿大脑中动脉血流、胎动计数、胎心监护等。只要上述综合指标正常，仅凭胎盘钙化是不能作为提前终止妊娠的指征的。

营养专家陈伟
贴心提示

哪些食物有助于防止胎膜早破

胎膜早破是一种常见的产科并发症，一旦发生可造成早产、感染、脐带脱垂、剖宫产率增加等问题，甚至会造成胎儿死亡等严重后果。胎膜早破的原因一直是专家们关注的重点，研究发现，如果孕妈妈体内的血清铜量低易导致胎膜早破。因此孕妈妈要适当吃些富含铜的食物，如牡蛎、口蘑、紫菜、海米、南瓜子、核桃、桂圆、芝麻等。同时需要注意，很多孕妈妈非常注意补锌，甚至补充大量锌制剂，但其实如果摄入锌制剂过多，例如每天超过30 mg，连续3周后就可能导致铜的缺乏。因此要注意孕期营养的平衡，做到统筹安排，以免顾此失彼，最终得不偿失。

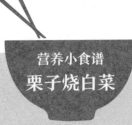

营养小食谱
栗子烧白菜

【原料】

主料：菜心 500 g，去皮熟栗子 50 g，笋片 25 g，水发木耳 10 g。

辅料：淀粉、花生油、白糖、精盐、料酒、味精、高汤各适量。

【做法】

①将白菜用刀轻拍几下，切成 3 cm 的正方块，栗子切成片。

②将笋片洗净。把木耳撕成小块，洗净。

③锅置火上，倒入花生油，油热时下入白菜，炸软捞出，控净油，放入汤锅内浸一下，除去浮油。

④将净锅置于火上，添入高汤。将白菜、栗子、笋片、木耳、白糖、精盐、料酒放入锅内，烧至汁浓菜烂，用淀粉勾芡，加入味精，翻匀装入盘内即成。

【特点】

菜烂汁浓，鲜甜适口。含有孕妈妈所需的维生素 B_1、维生素 B_2、维生素 C，以及粗纤维、蛋白质和多种矿物质。

第 39 周:
好习惯早养成

本周宝宝的身体大概有 51 cm 长，3400 g 重，也可能已经超过了 3500 g。如果是这样的话，孕妈妈可要警惕了，要防止宝宝长成巨大胎儿。现在宝宝已经是个足月儿，每个器官都已经发育完成，完全可以在外面的世界存活下来了。

孕期手记——
好习惯从宝贝出生那一天开始

这一周，也许你在期待着宝宝的降临，也许你已经做了新手妈妈，作为过来人，我有一件特别重要的事情想和大家说说，那就是从宝贝出生那一天开始，我们就应该着手培养宝宝的生活好习惯了。

可能你经常看到有些孩子不爱吃饭，爸爸妈妈拿着小饭碗追着孩子喂；可能你曾经见过有的孩子已经 4 岁了，还经常尿床，还需要尿不湿；还有的孩子整晚不睡觉，总是需要大人抱着；等等。这些问题的出现都是因为在婴儿时期一些习惯没有培养好，让宝宝的生物钟紊乱了。我前面说过，我女儿属于易养型的孩子，吃饭、睡觉、上洗手间都非常正常，在这个过程中我也积累了不少培养宝宝良好生活习惯的方法。

比如吃饭。在宝宝刚刚出生的时候，母乳喂养要按需喂养，但是也有个大概的规律，一般是 2～3 个小时喂一次。让宝宝形成良好的吃饭的规律相当重要。到了五六个月之后添加了辅食，更要注意规律性。给孩子一个固定的吃饭地点，一到吃饭的时候就让他在某一地点，然后戴上饭兜兜，准备吃饭。再大一点就可以给他用小餐桌，吃饭就必须在这里，没吃完不能下地。儿时的习惯非常重要，在 1 岁前如果可以这样培养，等两三岁时，宝宝就可以很规律地吃饭了，在我的印象中，我们家孩子从没让我们追着她喂过饭。

比如睡觉。宝宝刚出生，全家人的喜悦是可以理解的，很多家长就整天抱着孩子不撒手，于是宝宝就养成了一个习惯：只有抱着才能睡，一放下就哭。这样的习惯小的时候还好，反正宝宝比较轻，等长到八九个月大的时候，你就会发现根本受不了，一夜一夜地让你抱，简直就是煎熬，而且这样抱大的孩子晚上睡眠质量也不好。所以宝宝刚出生时家长就要注意，要帮助宝宝养成良好的睡眠习惯，不要总是抱着宝宝，让他养成自己进入梦乡的好习惯很重要，而且绝对是要在 1 岁之内培养好的习惯。

再比如排便。排便是否正常，这在没有孩子的人心里肯定是个不值得说的小问题。但是做了父母你就会知道，如果那个小家伙突然有一天大便不正常了，大人会特别揪心。盯着他的小屁屁，就盼着他赶紧拉。我女儿在一个月多一点的时候，突然有三天都没大便，我想尽了各种办法，给宝宝屁屁上抹了香油、肥皂，什么办法都用过，最后都准备用开塞露了。后来宝宝终于大便了，我激动地满屋跑，那种感觉只有当过爹妈、自己带过孩子的人才能懂，后来我就很注意培养孩子的规律排便。我觉得女孩子大概在 1 岁左右就应该学着自己控制大小便，也就是要离开尿不湿；男孩也应该在一岁半左右开始接受培训。国外的一些专家认为孩子可以用尿不湿到 4 岁，但是我自己的经验是孩子脱离尿不湿早一点，生活能力整体都会有所提高。

总之，**宝宝的很多生活习惯都是从一出生就要开始培养的，甚至学习习惯也要从出生开始培养**。孩子几个月的时候不会说话，但是妈妈或者带孩子的老人一定要记住，要不断地和孩子说话，语言功能就是这样刺激出来的。身边的人不断地说，孩子将来的语言逻辑能力就会很强，这在孩子 2

岁左右会显现出来。

我们都希望自己的宝贝健康成长，孩子有了好的习惯，你就可以事半功倍，养孩子就变成了相对简单的事情。

妇产科主任陈倩
温馨指导

如何应对宫缩乏力、宫缩过强

这个问题有些专业了。宫缩是分娩发动后子宫出现的有节律的收缩，可促进产程顺利进行。但有时宫缩的表现会不太好，出现子宫收缩乏力或者子宫收缩过强。子宫收缩乏力比较常见，会导致产程延长或停止。医生要仔细检查、评估头盆是否对称。如果没有明显的头盆不称，医生会建议孕妈妈定期排尿，通过人工破膜促进宫缩，或使用缩宫素（俗称"催产素"）来调节宫缩。子宫收缩过强，也特别值得关注，因为这会引发或加重胎儿缺氧，也有可能是子宫破裂的先兆。出现子宫收缩过强时，如果正在使用缩宫素点滴，要立即停止，必要时使用子宫平滑肌松弛剂来缓解子宫收缩过强。

什么是药物催产

催产是加速产程的一种方法，可以通过人工破膜来催产，也可以使用药物。人工破膜是使胎头直接压迫宫颈促使扩张。药物催产，主要是在子宫收缩乏力、产程进展缓慢且排除头盆不称时使用，如用缩宫素点滴，使用时需要有专人看护观察。

减轻分娩痛苦的方法有哪些

产痛是由于子宫收缩造成子宫平滑肌缺血而产生的，在产程中不可避免。我想所有孕妈妈都渴望可以不经历产痛，就将宝宝顺利地生下来，因此现在许多孕妈妈都愿意选择没有任何指征的剖宫产手术。

其实自古以来有许多方法可以减轻产痛。分娩镇痛主要分为两大类，包括非药物性镇痛法和药物性镇痛法。非药物性镇痛法包括精神安慰镇痛分娩法、针刺麻醉、经皮电神经刺激仪、水下分娩等。但是，非药物性镇痛分娩虽然对产程和胎儿无影响，但镇痛效果较差，只适合于轻度、中度分娩产痛的产妇。药物性镇痛法包括哌替啶注射法、安定注射法、区域性阻滞麻醉（比如会阴局部浸润阻滞、宫颈旁阻滞麻醉）、椎管内注药镇痛。其中椎管内注药镇痛是目前国内外麻醉界公认的镇痛效果最可靠、使用最广泛、最可行的镇痛方法，有效率可达 95% 以上。此外，现在推行的陪待产方法、导乐陪产等都有助于减轻产妇的痛感。如果选择麻醉镇痛，需要经过麻醉科医生检查并知情同意后实施。

如何应对头位难产

分娩是一个过程，需要严密观察。分娩中，胎儿在宫缩作用下，会逐步适应骨盆的形态而下降，最终从母体内娩出。但在此过程中，可能会出现胎儿下降不明显、宫口扩张不顺畅等情况。

现在足月初产臀位阴道分娩者非常少见了，所以，在产程中医生会根据产程时限、胎儿下降速度、宫口扩张速度以及有无宫颈水肿、胎头产瘤形成、胎头颅骨重叠等情况，来判断有无头位难产。如果出现头位难产，经过一般处理不见效时，为避免母胎出现严重并发症，如胎儿可能出现缺氧、窒息、产伤等，产妇可能出现感染、子宫破裂、产后出血等，需要改变分娩方式，采用剖宫产、产钳、胎吸等方式。此时，产妇和家人应该积极配合医生，听从科学建议，争取时间，以减少并发症的发生。

营养专家陈伟
贴心提示

减轻分娩痛苦的食物

马上要面临分娩了，为减轻分娩痛苦，孕妈妈必须坚持一日三餐，并注意摄取可增加皮肤弹性和自身体力的食物。像富含骨胶原的牛筋、猪脚、猪耳、凤爪，以及含丰富优质蛋白质的鱼肉、鸡肉等都是不错的选择。另外，富含不饱和脂肪酸的花生、核桃、芝麻和含粗纤维的芹菜等食物，也不可缺少。

营养小食谱
什锦合菜

【原料】

主料：菠菜 150 g，胡萝卜 100 g，白菜心 50 g，青蒜苗 15 g。

辅料：香菜 1 根，精盐、酱油、食醋、味精、麻油各适量。

【做法】

①将菠菜择洗干净，用沸水焯一下，捞出放入凉开水中放凉，控干水，切成 3 cm 长的段，放在大盘内。

②将胡萝卜洗净，切成细丝。用沸水氽过，捞出放入凉开水中放凉，控干水，放在菠菜上。白菜切成细丝，放在胡萝卜上。

③将青蒜苗、香菜均择好洗净，切成 3 cm 长的段撒在白菜丝上，放上各种调料，淋上麻油即可。

【特点】

色泽艳丽，营养丰富。含有孕妈妈分娩前必需的蛋白质、脂肪、碳水化合物、维生素、矿物质等营养物质，尤其是能补充膳食纤维。

第40周：

坐月子，坐月子

本周宝宝周围的羊水已经从原来的清澈透明变成乳白色，而且变混浊了，这是脱落下来的绒毛、胎脂和其他一些分泌物造成的。宝宝的每个器官都已经完善，头盖骨变硬了些，肌肉和神经都十分发达。宝宝出生经过产道时，脑袋会受到挤压，暂时会有些畸形。

孕期手记——
关于坐月子的各种传说

中国女人对坐月子这件事绝对是津津乐道的。在我5岁的时候，就知道"坐月子"这三个字。那年，我弟弟出生了，我妈妈开始了长达一个月的"特殊"待遇，我也跟着享受了一个月。

那年头，物质匮乏，弟弟的出生收到了很多亲戚朋友送来的礼物：蛋糕和鸡蛋。5岁的我一直生活在没什么零食的日子里，这下可好，妈妈床下的那口大锅里似乎有了吃不尽的好吃的，而且因为多，妈妈也不太控制我的食量，那段时光堪称我童年最快乐的一段日子。

于是，对于"坐月子"这三个字我是很喜欢的。

生孩子之前，我阅读了大量的孕期教科书，对坐月子渐渐地有了更加清晰的认识。我和陈倩医生就此问题深度交流过，知道了现代医学对产后护理更科学的方式，脑海里对于那种"不洗不涮、不动光吃、不开窗户、不沾凉水"的传统坐月子理念摒弃之。

我很希望坐月子能够少受约束，但是我妈这关肯定过不了。我妈妈向来是个特别讲究原则的人，她是从那个年代过来的，特别坚持传统观念，估计我是说不过她。

我的脑海里就有这样一个画面，自己头上裹着一块大毛巾，穿着厚厚的衣服，在一个窗帘紧闭的房间，呼吸着臭臭的空气，忍一个月。哇，想起来都觉得窒息和崩溃！

孩子出生的当天晚上，妈妈赶到了我身边，看到我虚弱的样子，妈妈很心疼。从几百公里以外赶来的她，手里抱着的竟然是一罐鸡汤。妈妈说，喝鸡汤补，坐月子得多喝。我坚持着坐起来喝了，因为那不仅是一罐汤，还有爱，一代又一代人传承下来的爱。

那天晚上，就剩我们母女俩，我问她："妈，你打算怎么让我坐月子啊？"

我妈的回答真是让我很吃惊："早上起来，你先到卫生间洗漱，我把窗户打开好好通通风，空气流通很重要，你只要注意，别用凉水洗脸刷牙，温水就行。"

我一听，我妈说的好像和我印象中的她不一样啊，"啊？我还可以洗脸呢！"

妈妈笑着说："当然，我都看过书了，**现代人生活条件好了，水都是热的，洗漱没问题，**过去不让孕妇洗澡主要是条件不行。还有，书上说了，**一定要通风，**要不然对你和孩子都不好。再有，你得**适当运动，特别是剖宫产后，多动动有利于子宫恢复。**我们单位以前有个老师就是生完孩子一个月没动，最后竟然子宫粘连了，这事你得听大夫的。"

我一听我妈这"先进"言论，就干脆逗逗老太太了："妈，人家不是说，坐月子的时候要是走路了脚后跟将来疼吗？"

我妈说："原来我生你的时候，你姥姥是这么跟我说的，但那都是几十年前的观念了，你看人家老外，生完孩子第二天就出门呢！"

我妈这些年和我在一起生活的时间不多，我对她一直还是老眼光，真的没想到她竟然如此"潮"，还自己看书研究。社会进步了，现在的老年人真是了不起。

我妈说这叫与时俱进。

后来我也算坐了月子，因为整整一个月没有出家门，主要是因为我身体比较虚弱，一直在养身体，但是在家我也没闲着。每天早上起来配合我妈妈给每个房间通风，我一般都是这个屋子开窗我就先到另一个屋子歇会儿。然后开始洗漱，给宝宝洗澡、称体重。从手术拆线之后第三天我就开始每天洗澡了，因为是母乳喂养，不洗干净我怕对孩子不好。

每天吃新鲜的水果，每隔一个小时下地活动 15 分钟。有的时候是自己溜达，宝宝要是醒了就下地抱着她转圈跳舞，锻炼她的平衡能力和乐感。可能是由于我运动比较积极，我在生宝宝一个月后体重就基本恢复正常，而且每天还超能吃，母乳也特别好，孩子吃不完总是会剩下。

我的"坐月子"生活很快就结束了，如果你和我一样遇到一个很能接受科学新观念的妈妈最好。如果不是这样，那也不要着急，取中庸之道，就是妈妈看着的时候咱尽量让妈妈心情好，妈妈出去买菜的时候咱赶紧开窗通风，赶紧给自己洗洗刷刷，反正一个月过得很快的。

妇产科主任陈倩
温馨指导

如何应对过期妊娠

现在大家所推算的预产期只是一个经验的总结，绝大多数分娩会在预产期前后发生，但并不意味着到预产期不分娩就是不正常的。当然，随着妊娠期限延长，胎盘功能逐渐衰退，羊水量减少，有可能增加宝宝缺氧的风险。同时，妊娠延期，胎儿体重有过大的趋势，会增加难产概率。但俗语称"瓜熟蒂落",过早干预也有可能导致引产失败。

一旦过了预产期,加强产前保健就非常重要。如增加产检次数、加强胎心监护及通过超声检查评估胎儿大小、羊水量、胎儿血流等变化,同时还要加强计数胎动。如果上述结果显示正常,可以加强观察等待分娩。如果上述结果有问题则应及时终止妊娠。

目前围产界一致认为要避免过期妊娠(也就是分娩发生在妊娠42周以后者),所以,当妊娠达到或超过41周时,孕妈妈就可住院,必要时进行促进宫颈成熟的治疗,或引产终止妊娠。

分娩时大声喊叫会有什么不良影响吗

"分娩时大汗淋漓、大声喊叫"被认为是正常现象,这点从许多影视、文学作品中也能表现出来。然而从科学角度来说,这并不可取。因为分娩时产妇大声喊叫会消耗过多的能量,加快的呼吸会造成呼吸性碱中毒等。现在在产房里,听到更多的是医护人员指导产妇呼吸、用力的声音。

此外,随着镇痛分娩技术的开展,家属或导乐陪待产等措施的出现,使"生孩子哪有不疼的"旧观念不再存在了,所以产妇也不必再"大声喊叫"。

为什么要让新生儿哭出来

新生儿的第一声啼哭代表了良好呼吸的建立。所以,产妇、家人、医务人员都会盼望着能尽快听到那悦耳响亮的哭声。

胎儿在宫内时是在羊水环境中生长的,气管内、肺泡里都浸满了羊水。所以尽管在超声检查时我们能看到胎儿有呼吸样的运动,但实际上胎儿并不能进行有效呼吸。分娩过程中,由于产道的挤压、血氧的变化、温度的差异等因素,羊水会从宝宝的呼吸系统中排出,并最终建立呼吸,而哭声正是良好呼吸的标志。

怎样过好"月子"关

中国人有"坐月子"的习俗，这在一定程度上是应该引起重视的。妊娠、分娩的过程近 10 个月之久，其间孕妈妈的机体发生了很大变化。产褥期，即产后 6 周内，除了乳腺器官外，其他器官系统将逐渐恢复。

中国的"坐月子"以补养为主，但需要注意以下问题：

1. "月子"里，住所管辖范围内的妇幼保健部门会安排入户访视，检查产妇康复情况和宝宝的发育情况。所以，孕妈妈分娩后要让家人尽快将保健手册送到保健部门。

2. 合理膳食，保证乳汁充足，有利于母乳喂养。

3. 注意休息，恢复体力。

4. 适当运动，下床活动有利于胃肠蠕动以及阴道血露排出。同时，适当运动也可保证体形的恢复。

5. 注意保暖及住所通风。

6. 产褥期出汗多，要注意保持良好的卫生习惯，保证个人卫生。

7. 分娩后由于激素水平的大幅回落，以及宝宝出生带来的家庭成员结构的变化，有些妈妈会出现心情抑郁的现象。面对这种情况，首先妈妈自己要有清醒的认识，学会调控自己的情绪，同时家人的理解和心理疏导也非常重要。如果症状严重，应及时就医。

8. 产褥期应禁止性生活。

9. 一般产后 40 天左右，妈妈和宝宝都要回到宝宝出生的医院进行检查。如果一切正常，那么就意味着妊娠、分娩、产褥期整个过程已经结束了，妈妈的人生又进入一个新阶段，将翻开一页新篇章！

268

A 40-WEEK
HAPPY
PREGNANCY

轻松好孕
40 周

营养专家陈伟
贴心提示

产后第一餐

终于到了孕期的终点，也迎来了新生命的起点。未来宝宝的路还很长很长，需要孕妈妈继续努力学习营养知识，从哺乳期做起，用充满营养的乳汁培育自己的宝宝吧。

在产后第一餐时，很多产妇往往还处于阵痛后体力疲乏的状态中，或者剖宫产后的恢复中，食欲大多不好，因此这一餐应该以清淡汤水为宜，而不宜过分肥甘厚味，尤其不建议立刻补充肥鸡汤等。此外，少食多餐也非常重要，注意每次进食不要太多，以免影响食欲。

营养小食谱
紫米红枣粥

【原料】

主料: 粳米 30 g, 干紫米 50 g。

辅料: 红枣 20 g, 鲜奶油 40 g, 冰糖 50 g。

【做法】

①紫米、粳米淘洗干净, 紫米用冷水浸泡 2 小时, 粳米浸泡半小时。

②红枣洗净去核, 浸泡 20 分钟备用。

③将紫米、粳米、红枣放入锅内, 加适量冷水, 以旺火煮沸。

④再转小火慢熬 45 分钟, 加入冰糖, 继续煮 2 分钟至冰糖溶化。

⑤最后加入鲜奶油, 即可盛起食用。

【特点】

补血养血, 补充足够的碳水化合物, 改善胃肠功能。

孕妈妈关心的 50 个 Q ❤ A

备孕期 ....

1. 一定要做产前检查吗？

从优生角度讲，孕前优生检查是必要的，主要作用是防止有影响怀孕的疾病，以便提前发现和治疗。孕前检查包括血常规、尿常规、ABO溶血、肝功能、梅毒、艾滋等，涉及生殖系统与遗传因素等方面的检测。

2. 备孕时要做哪些功课？

备孕时要尽早开始补叶酸，直到孕后三个月再停止服用。在备孕时，男方也应该服用叶酸，双方共同服用，可以更有效地保证基因的优良。在备孕时，一定要了解排卵知识，选择正确的排卵期。

3. 备孕时要重点注意哪些问题？

戒烟、戒酒，以减少胎儿畸形的可能性；如果刚刚入住新装修的房屋，那么要考虑过一段时间再怀孕；在备孕阶段，要谨慎用药，避免做 X 光等放射线检查。

4. 补叶酸是必须的吗？什么时候开始吃，用量多少？

叶酸能降低新生儿出生缺陷的发生率。育龄女性从备孕（怀孕前的三个月）开始每天服用 0.4 mg 叶酸，以预防胎儿神经管畸形（无脑畸形、脊柱裂）；预防胎儿唇腭裂；预防胎儿先心病、其他体表畸形等出生缺陷。

5. 打算要宝宝，还可以养宠物吗？

一般是不建议养。因为猫咪身上有弓形虫，如果妈妈感染了弓形虫，会导致宝宝通过胎盘感染，导致流产、死胎及畸形的风险。因此不建议怀孕期间养猫。宝宝小的话最好也不要养宠物，因为有的孩子可能会对猫毛过敏，引起喘息。

孕期 ·······································

1. 怎么确定是否怀孕？

是否怀孕关键要观察月经，如果平常月经规律，月经推迟一周以上没来，考虑怀孕的可能性大，需要结合相关的检测来确定是否怀孕。方法主要有尿早孕试纸检测、抽血查 HCG、做 B 超。

2. 怀孕初期感冒了能吃药吗？

如果孕妈感冒不严重的话，可以通过多休息、多喝水，多吃富含维生素 C 的食物来进行恢复；也可以在家里做一些汤水来喝，比如罗汉雪梨汤，有清热止咳的作用，萝卜白菜汤也可以止咳化痰。如果严重的话，建议去看医生，遵医嘱。

3. 怎样才能缓解孕吐?

孕吐是怀孕期间的正常现象，在孕期，我们要远离会让自己产生孕吐行为的呕吐源，如厨房、吸烟区等。一旦产生恶心的情况，可以闻一闻陈皮、柠檬等气味，或者准备一些话梅，都能够有效缓解孕吐。

4. 怀孕前三个月见红严重吗?

在刚怀孕时，不少孕妈都会出现少量见红的现象，这是受精卵着床反应。注意休息后，一般这种情况会慢慢消失。但是如果见红之外还伴有腹痛，就一定要尽快就医，以排除先兆流产、宫外孕及胎停育。

5. 胎教有必要做吗?

在胎儿听力系统发育时，我们可以给肚子里的胎儿选择轻柔的音乐进行胎教，也可以给他们读个小故事。在日常生活中，爸爸妈妈要多跟宝宝互动、对话，对孩子的性格形成有一定的影响。

6. 孕期总是饿怎么办?

孕期饿是一种很正常的表现，因为孕妈妈的营养需求变大，因此会产生饥饿感。这时候，孕妈妈可以采用少食多餐的方法，在早午餐、午晚餐的间隙添加一些小点心、水果等食物补充营养。

7. 为什么怀孕后会腰疼?

怀孕后人体内分泌一种激素，这种激素同时起到松弛肌肉的作用，使脊椎的弯度加大，所以容易腰痛。可以用毛巾热敷，再加上轻柔按摩，促进肌肉内的血液循环，加强肌肉的营养来缓解疼痛。

8. 哪些孕妈妈必须做"唐筛"？

35 岁以上的高龄产妇；孕检时，夫妻一方染色体反常；妊娠前后，孕妈妈有病毒传染史；妊娠前后，曾服用致畸药物的孕妈妈。

9. 肚子发硬是怎么回事？

很多孕妈妈在怀孕期间会出现肚子发硬的情况，这可能是假性宫缩，可以通过躺下休息来缓解。如果症状仍无改善，就要及时就医检查。

10. 怀孕时小腿浮肿怎么缓解？

孕期应注意休息，每天卧床休息至少 9～10 小时，中午最好平卧休息一小时，左侧卧位利于水肿消退；已发生水肿的，睡觉时把下肢稍垫高，可以缓解症状。饮食不宜太咸。要定期产检，监测血压、体重、血常规和尿蛋白的情况。

11. 为什么怀孕后尾椎骨会疼？

可能是因为怀孕，身体负荷增加，又或者长时间保持坐位，产生局部气血不通导致的疼痛。平时要注意避免坐硬板凳，以免状况加重，可以考虑通过局部按摩热敷的方法进行缓解。由于处于怀孕期，不建议通过药物或者其他的手段来进行治疗。

12. 半夜腿抽筋要怎么解决？

腿抽筋可能是因为缺钙引起的。孕中期的话可以适量补充钙片，平时吃点虾皮、紫菜、豆腐等含钙量较高的食物。临睡前泡泡脚，睡觉时将小腿垫高一点，可以缓解腿脚抽筋。

13. 孕期一定要吃多维片吗？

孕期吃多维片是为了增加营养，但如果吃了以后感觉不舒服，就可以不吃，不过孕妈妈要时刻注意营养均衡，不挑食，每天晒太阳，促进钙吸收。

14. 怀孕期间，如果孕妈妈牙齿不好，对宝宝会有什么影响？

口腔健康对孕妈妈来说非常重要。有研究表明，妊娠期的牙周疾病会导致妊娠高血压、子痫、早产以及新生儿死亡的风险。因此在备孕前，应该尽早处理口腔问题，以更好的状态迎接宝宝的到来。如果在孕期发生口腔疾病，须尽快到医院接受治疗，并全面地了解风险性，遵从医嘱。

15. 高龄产妇需要重点关注的产检项目有哪些？

一、妊娠 $11\sim13^{+6}$ 周应进行孕早期超声筛查，主要检查胎儿发育是否健全，排除鼻骨缺失、脊柱裂畸形、无脑儿等异常情况。二、妊娠 $12\sim22^{+6}$ 周时，预产期年龄在 35～39 岁且只有年龄是高危因素的孕妇，可以在签署知情同意书后，先进行无创 DNA 检查，看看胎儿是否有染色体异常风险。如果检查出高危，再做羊水穿刺进一步诊断。预产期年龄 ≥ 40 岁的孕妇，建议直接进行绒毛膜穿刺或羊水穿刺诊断，但这两种方法是有创的，会有一定的流产风险。三、妊娠 20～24 周，进行胎儿系统超声筛查（就是常说的"大排畸"）和子宫颈长度测量（评估早产风险）。四、整个孕期，定期监测体重、血糖、血压、胎心，避免妊娠糖尿病、妊娠期高血压等妊娠期并发症的发生，早发现早干预。

16. 孕期可以做瑜伽吗？

怀孕期间是能做瑜伽的，而且最好是坚持练习，在临产前一周停止就可以，改为练习简单的动作及瑜伽呼吸法。但是最好是有专业的人陪同训练，整个孕期如果没有异常情况的话，都要适当地进行锻炼。

17. 有必要给宝宝储存脐带、胎盘干细胞吗？

其实给宝宝储存这些也是相当于给宝宝购买一份保险，是否需要保存要看孕妈妈的需求。如果宝宝的血型比较独特，保存脐带血对未来宝宝需要输血有一定好处，同时经济条件允许，保存也是有一定意义的。

18. 肥胖的孕妇更容易得糖尿病吗？

孕妇如果比较胖，不仅容易患妊娠糖尿病，还容易引起妊娠高血压，所以整个孕期的体重增长在 25 斤以内是最好的。

19. 怀孕后得了痔疮怎么办？

怀孕后得了痔疮不可以随意用药，可以尝试以下的方法：一、每天定时排便，避免便秘的出现。二、多吃水果以及维生素丰富的食物。三、每天养成习惯，做提肛运动，收缩肛门。四、用温水清洗坐浴，减轻痔疮的程度。

20. 胎心监护时宝宝不动怎么办？

首先，在做胎心监护之前，孕妇可以先吃一些东西，据说能够刺激胎儿动得多一些，当然了，并没有确切的证据表明吃东西是真的有用的方法。在做胎心监护前，可以去一趟洗手间，因为做胎心监护的时间可能要30~40分钟。其次，在做胎心监护的时候，孕妇最好的姿势是左侧卧位，有时也会靠在椅子上。医护人员会将两个像圆饼一样的设备绑在孕妇的肚子上，其中一个是记录孕妇的宫缩情况，另一个就是用来监测宝宝的胎心啦。如果在做胎心监护时宝宝没有动，也可能是因为宝宝在睡觉，那么孕妇可以喝一些水或果汁，或是让医护人员轻轻地推揉孕妇的肚皮，让胎儿醒来。

21. 孕期每天散步多久合适？

孕妈妈们从孕中期开始，需要每天坚持散步，尤其是孕晚期。虽然身体变得笨拙了，但是，也一定要坚持每天运动，才有利于孕妇和胎儿的健康，孕晚期坚持每天散步更有利于孕妈妈顺利分娩。每天散步40分钟，清晨20分钟、傍晚20分钟，将时间安排得恰到好处，合理运动对孕妈妈才是最有利的。

22. 孕期过敏怎么办？

孕期过敏首先建议及早到医院就诊，找出引起过敏的原因以及诱因。常见的有食物，比如鱼、虾、蟹、鸡蛋等；孕期近期服用的药物以及感染因素，包括病毒、细菌感染等。还有可能是呼吸道吸入物，比如花粉、粉尘、尘螨等，以及一些接触性的物品。要预防或治疗过敏疾病，最主要的方法就是减少与过敏原接触的机会。因为过敏与遗传有密切的关系，所以"预防应从怀孕开始"；妇女如果在怀孕中诱发过敏，胎儿的免疫系统就会辨认这个过敏原，并对其产生记忆，婴儿出生后若碰到相同的过敏原，就会立刻产生过敏反应。总的来说，孕妇应该避免刺激到皮肤，减少与过敏原的接触，合理安排作息，调节好饮食，这样才可以降低皮肤过敏的概率。

23. 待产包里的哪些东西是必不可少的？

必备证件，如： 夫妻双方的身份证、户口本，结婚证、准生证、产检材料、医保卡、银行卡、现金。

妈妈需要的

月子服： 尽量买开衫的，这样哺乳的时候会更方便一些。月子服至少应该买两套，方便换洗。

哺乳内衣： 孕妇想要产后保护胸部的话，哺乳内衣必不可少，材质面料也要选择相对舒适的。

一次性内裤： 在产后的一段时间，产妇会有大量的恶露排出，建议选择一次性内裤，无须清洗，每日可多次更换，相对来说会很方便。

洗漱用品： 牙刷要买软毛的，毛巾可以多准备几条，有的用来洗脸，有的用来擦拭身体的其他部位。洗脸盆以及清洗下身的小盆也应当各准备一个，避免交叉使用。

吸奶器和储奶袋： 有些妈妈是天生的"奶牛"体质，产后出奶很快，而且容易堵奶，这个时候及时排空乳房是很关键的，使用吸奶器能够很好地解决涨奶和胸部胀痛的问题。另外，储奶袋也要准备好，可以及时储存喝不完的母乳。

防溢乳垫： 月子里的妈妈经常会出现漏奶的现象，如果不使用防溢乳垫的话，衣服经常会湿一大片，让妈妈们很难受。使用防溢乳垫可以解决妈妈们的困扰。

产褥垫： 一般来讲，医院都会给产妇发产褥垫。不过产后会有恶露排出，医生会按压肚子，护士帮忙消毒等，都会弄脏产褥垫。担心不够的话，孕妈妈可以多准备一些。

孩子需要的

宝宝衣物：小婴儿的衣服准备 3～4 套就可以，月子期的宝宝发育得很快，准备太多，还没来得及穿就小了。衣服的材质要选择纯棉的，同时也要方便穿脱，和尚服就是不错的选择。

湿纸巾：孩子拉臭臭会用到湿纸巾，尤其是胎便比较难处理，湿巾是非常方便的选择。

宝宝专用盆：给孩子洗脸、洗澡的小盆都要买好，不过洗澡盆不用带去医院，在家里使用就可以了。

尿不湿：孩子出生后都是要使用尿不湿的。不过 NB 码的纸尿裤也没必要囤太多，因为月子里的宝宝生长发育得非常快，常常没用多少就小了。而有些一出生就比较重的宝宝，甚至直接跳过了 NB 码。

润肤霜：由于宝宝的皮肤娇嫩，在洗澡之后，要及时涂抹上润肤霜，并且在干燥的秋冬季节更应多涂抹润肤霜，它能保护好宝宝的皮肤。尤其是有湿疹的宝宝，更应该大量涂抹润肤霜来保湿。

24. 孕期洗澡需要注意什么？

怀孕期间，孕妈妈的肚皮非常娇弱，因此洗澡时，水温切忌过高或过低，控制在 38 ℃左右最合适。如果水温过高，孕妈妈可能会缺氧，这时会影响甚至危害到胎儿的生长发育。同时，洗澡时间也不宜太长。

25. 怀孕期间能坐飞机吗？

孕初期的胎儿还没完全成形，非常不稳定，不建议孕妈妈们在这个时候坐飞机奔波。在孕中期，胎儿稳定后，孕妈妈们也进入了怀孕中最"安全"的阶段，可以选择坐飞机，但要注意时间不要过长，长时间保持坐姿，孕妈妈容易疲劳，并且也有产生水肿的可能。

26. 怀孕前三个月要注意什么？

怀孕前三个月要禁止性生活，避免流产和早产；不要接触农药等有害物质；减少接触电视、电脑、手机等有辐射的电子产品；戒烟酒等不良嗜好；注意补充营养，荤素搭配得当，营养均衡就好；要注意休息，避免剧烈运动和劳累。

27. 孕期护肤品要怎么选择？

日常用的护肤品有非常多添加剂，有些添加剂甚至会对胎儿产生危害。因此在孕期，我们要选择孕妇专用品牌的产品。怀孕时的皮肤比较脆弱，容易干燥，尽量选择以保湿、滋润为主的护肤品，也不要用香味过浓的产品。

28. 孕期内衣、内裤该如何选择？

内衣篇

孕早期（孕 1～3 个月）：孕早期，大部分孕妈妈的乳房已经悄悄地发生了变化：变大，有些许疼痛感，偶尔会摸到肿块，乳房表皮正下方会持续出现静脉曲张，乳头颜色也会变得更深。在这个阶段孕妈妈的乳房还没发生太大的变化，所以只要穿着稍微宽松的内衣就好了。

孕中期（孕 4～7 个月）：到了孕中期，孕妈妈无论是乳房还是腹部都有明显的变化。此阶段乳房内可能开始生成乳汁，乳头会分泌少量白色乳汁。这个阶段孕妈妈要开始穿戴较大的孕妇专用内衣了。要选择能完全包住乳房，不挤压乳头，并能有效支撑乳房底部及侧边的内衣。

孕晚期（孕8～10个月）：到了怀孕的最后一个阶段，这个时候孕妈妈的乳房会继续变大。原则上，后期的乳房没有新的变化，只是追随中期的加大，肿胀感更为严重。在怀孕的最后一个阶段，孕妈妈一定要选用这样的内衣：不压迫乳房的大号内衣；宽肩带，以便有效拉起乳房重量；全罩杯包容性好的款式，最好有侧提，可以将乳房向内侧上方托起，防止外溢和下垂。

内裤篇

盖式内裤：能够保护孕妇的腹部，裤腰覆盖肚脐以上部分，有保暖效果；松紧可自行调整，随怀孕的不同阶段体形自由伸缩变化；强有力的弹性伸缩蕾丝腰围，穿着更舒适。

产妇专用生理裤：采用舒适的柔性棉，并具有高弹性，不紧绷；分固定式和下方可开口的活动式两种，便于产前检查和产褥期、生理期等特殊时期穿着。

有些孕妇分泌物比较多，这时宜选择透气性好、吸水性强及触感柔和的纯棉质内裤，对皮肤无刺激，不会引发皮疹和痒疹。

29. 孕期需要穿防辐射服吗？

孕妈妈们肯定听说过很多辐射会影响胎儿的传言，我们生活的环境中，常常会存在辐射，如手机、电脑等，但辐射的量微乎其微，不会对胎儿造成危害，可以根据自己的情况选择穿或不穿。

30. 妊娠纹应该怎么预防和护理？

胎儿在孕中期的增长速度会越来越快，因此，在即将进入孕中期的时候便可以开始使用孕妇专用的按摩油、按摩霜，涂抹于肚皮、大腿、臀部、胸部等会长妊娠纹的地方。使用时应当注意手法要轻柔、缓慢，动静不能过大，平常感觉到瘙痒时就可以顺手涂抹。同时也要注意体重的增长，增长过快也会导致妊娠纹的产生。已经长出的妊娠纹瘙痒时切忌用手抓挠，造成皮肤破损、感染。此时为了避免妊娠纹越长越严重，孕妈妈们一定要使用按摩油等产品进行护理，按摩油可以有效地避免瘙痒，同时可以缓解妊娠纹越长越烈。

31. 孕期乳房开始胀痛，要怎么护理？

怀孕的过程中，我们的身体渐渐发生了变化，乳晕变大，乳房开始胀痛，甚至有些孕妈妈会在孕后期出现乳汁分泌的情况，这些都是正常的。这时候，我们应该更换孕妇专用内衣，随着乳房的变化，使用不同尺寸的内衣，对缓解乳房胀痛非常有效。同时可以涂抹乳头膏来防止乳头的干裂。

32. 孕期漏尿、尿频正常吗？要怎么办？

很多孕妈妈到了孕晚期，都会发生漏尿、尿频的情况，这是因为胎儿渐渐长大，子宫的增大对膀胱产生了压迫感，挤压尿道造成的。产后就会逐渐恢复，孕妈妈们无须担心。

33. 羊水破了要立即去医院吗？

胎膜破裂（俗称"破羊水"）的表现为大量清水样的液体从阴道内流出，且不受控制。一旦出现胎膜早破的情况，应尽快躺下，可以将枕头或者薄被垫在臀部下面，防止脐带脱垂，并且立即就医。

34. 胎动异常的表现有哪些?

平时，孕妈妈要注意观察胎儿的胎动情况，尤其是孕晚期。如果宝宝在 B 超检查时有脐带绕颈或者其他需要警惕的情况，更需要定时数胎动次数。如果在一段时间内，宝宝的胎动次数超过平常的正常次数，胎动变得频繁，无间歇躁动，有可能是官内缺氧的表现。若胎动次数在躁动后明显地减少，可能是胎儿在官内发出的窒息信号。总之，一旦发现异常，需要立即就医，并且建议孕妈妈们准备好胎心监护仪器，可以更好地观察宝宝的健康状况。

35. 宝宝发动前，会有哪些症状?

小宝宝在马上就要来到这个世界的时候，会提前和妈妈打招呼，当孕妈妈身体发生这些变化的时候，就是胎儿发动的退房信号。

宫缩：在孕晚期的时候，孕妈妈会出现宫缩的情况，宫缩又分为假性宫缩和临产前宫缩。所以孕妈妈突然频繁宫缩，先不要慌慌张张地去医院，可以先冷静下来观察宫缩的情况。

见红：一般出现规律的宫缩和见红的情况时，孕妈妈往往就将面对分娩了。不过单独出现见红情况时，孕妈妈也不要紧张，去医院让医生检查一下情况，就诊后根据医生的建议入院或在家观察。见红后大多数孕妇一般在 2～3 天内就会分娩了。

破水：破水发生时，孕妈妈应该立刻前往医院，正常破水应该是在分娩过程中，当宫口全开，胎儿娩出就会引起羊水流出的情况。孕妈妈也要清楚破水和漏尿的区别，如果一直有清水样的液体流出，清澈无味，且无法控制，即为破水。这个时候孕妈妈应该立即平躺，由家人送去医院，因为子宫内的羊水减少后，会引起胎儿缺氧。

产后 ···

1. 新生儿的尿不湿该怎么准备？

妈妈们可以根据临盆前最后一次预估的胎儿体重来准备尿不湿。身高体重正常的宝宝，NB 号尿不湿不需要准备过多，因为宝宝出生后的增长速度是非常快的，一般只要准备 1～2 袋即可。

2. 如何避免产后抑郁？

新手妈妈产后由于需要没日没夜地照顾婴儿，身体上也刚刚经过一次大调整，同时受到内分泌的影响，很容易产生产后抑郁。因此，孕妈妈们在产后需要有充足的休息时间，家人也要多关心、呵护新手妈妈，不要让她一下子从被关心的对象变成"喂奶机器"。在照顾新生儿的同时，一定要给新手妈妈多一点关爱。

3. 产后堵奶怎么办？

产后堵奶是一种比较常见的哺乳期状况，妈妈们发生堵奶情况时不要慌乱，先尝试让宝宝吸吮或使用吸奶器看能否通畅。如果乳房此时已经肿胀难忍，变成硬块，一定要求助通乳师。专业的通乳是不会产生任何疼痛的，暴力挤压是不正确的通乳方法。

4. 产后能立刻进补吗？

产妇产后是非常虚弱的，身体里的内脏器官也还没有完全收缩恢复原位，不能马上进补。俗话说"虚不受补"，如果这时候进补，妈妈们反而难以消化、吸收食物。

284
A 40-WEEK
HAPPY
PREGNANCY
轻松好孕
40周
♥

5. 剖宫产的注意事项有哪些?

剖宫产的产妇要注意手术后不要做剧烈运动,需要好好护理刀口,一定要多休息,饮食方面要吃一些清淡好消化的食物,同时可以下床轻微走动,避免器官粘连。

6. 刚生完宝宝,可以马上洗澡吗?

如果妈妈是剖宫产,不宜马上洗澡,此时伤口还没有完全愈合,还需要按压肚子帮助内脏恢复到原位、促进恶露排除;侧切助产可以视伤口恢复状况和医生指导来决定洗澡时间;如果是顺产的新手妈妈,产后休息好就可以洗澡,洁净的身体对恢复有很大的好处。

7. 束缚带什么时候用,用多久?

剖宫产的妈妈需要视情况而定,顺产的妈妈,在产后三天左右就可以开始使用束缚带了。束缚带不仅可以促进子宫恢复,还可以使松弛的腹部保持紧致,但使用时间不宜过长,需要中途休息,每天使用两三个小时即可。

8. 产后多久可以开始锻炼?

自然分娩的产妇,在产后就可以尝试起床,产后第二天可以尝试下床走动,有助于排气,但不要过于剧烈,适可而止。产后一周,可以尝试简单的有助收腹的运动,但同样,不要做激烈的跑步等运动,因为这时候内脏还没有恢复,不要做跑跳等动作。

9. 有必要做盆底肌修复吗?

有必要。很多妈妈坐月子时,还是会有漏尿的情况,因为宝宝经过阴道产出,阴道会变得松弛,出现子宫脱垂的情况,容易小便失禁。为了妈妈的健康，能够及时恢复孕前状态，做盆底肌修复是非常有必要的。

10. 月子期必须坐满 30 天吗？

产妇产后非常虚弱，抵抗力很差，并且各类器官恢复需要很长的一段时间，坐满月子是为了保障妈妈们的健康状况能恢复到最好的状态。产后月子期是安心静养，恢复身体的最好时间。

图书在版编目（CIP）数据

轻松好孕40周 / 陈倩，陈伟，王芳著 . -- 长沙：湖南文艺出版社，2021.4

ISBN 978-7-5726-0115-6

Ⅰ.①轻… Ⅱ.①陈…②陈…③王… Ⅲ.①妊娠期－妇幼保健 Ⅳ.①R715.3

中国版本图书馆 CIP 数据核字（2021）第 050798 号

上架建议：畅销·孕产知识

QINGSONG HAO YUN 40 ZHOU
轻松好孕 40 周

作　　者：	陈　倩　陈　伟　王　芳
出 版 人：	曾赛丰
责任编辑：	吕苗莉
监　　制：	毛闽峰　李　娜
策划编辑：	李　娜　张　璐　周子琦
文案编辑：	周子琦
营销编辑：	刘　珣　焦亚楠
封面设计：	介末设计
版式设计：	梁秋晨
出　　版：	湖南文艺出版社
	（长沙市雨花区东二环一段 508 号　邮编：410014）
网　　址：	www.hnwy.net
印　　刷：	三河市中晟雅豪印务有限公司
经　　销：	新华书店
开　　本：	889mm × 1194mm　1/16
字　　数：	278 千字
印　　张：	19.5
版　　次：	2021 年 4 月第 1 版
印　　次：	2021 年 4 月第 1 次印刷
书　　号：	ISBN 978-7-5726-0115-6
定　　价：	68.00 元

若有质量问题，请致电质量监督电话：010-59096394
团购电话：010-59320018